中国家庭医生 医学科普系列丛书

甲状腺疾病看名医

广东省医学会、《中国家庭医生》杂志社
组织编写

主　编：蒋宁一
副主编：毛舒婷

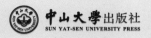
中山大学出版社
SUN YAT-SEN UNIVERSITY PRESS

·广州·

版权所有　翻印必究

图书在版编目（CIP）数据

甲状腺疾病看名医 / 蒋宁一主编；毛舒婷副主编. —广州：中山大学出版社，2016.5
(《中国家庭医生》医学科普系列丛书)
ISBN 978-7-306-05675-7

Ⅰ. ①甲… Ⅱ. ①蒋… ②毛… Ⅲ. ①甲状腺疾病—防治 Ⅳ. ①R581

中国版本图书馆 CIP 数据核字 （2016）第 085452 号

JIAZHUANGXIAN JIBING KAN MINGYI

~~~~~~

出 版 人：	徐　劲
责任编辑：	鲁佳慧
封面摄影：	肖艳辉
封面设计：	陈　媛
装帧设计：	肖艳辉
责任校对：	王　琦
出版发行：	中山大学出版社
电　　话：	编辑部 020 - 84110283，84111996，84111997，84113349
	发行部 020 - 84111998，84111981，84111160
地　　址：	广州市新港西路 135 号
邮　　编：	510275　传真：020 - 84036565
网　　址：	http://www.zsup.com.cn　E-mail: zdcbs@mail.sysu.edu.cn
印 刷 者：	佛山市浩文彩色印刷有限公司
规　　格：	170mm × 210mm　1/24　7.5 印张　150 千字
版次印次：	2016 年 5 月第 1 版　2016 年 5 月第 1 次印刷
印　　数：	1~5000 册　定　价：28.00 元

~~~~~~

如发现本书因印装质量影响阅读，请与出版社发行部联系调换

《中国家庭医生》医学科普系列丛书编委会

主任：

姚志彬

编委（按姓氏笔画排序）：

马 骏	王省良	王深明	邓伟民	田军章	兰 平	朱 宏
朱家勇	伍 卫	庄 建	刘 坚	刘世明	苏焕群	李文源
李国营	吴书林	何建行	余艳红	邹 旭	汪建平	沈慧勇
宋儒亮	张国君	陈 德	陈规划	陈旻湖	陈荣昌	陈敏生
罗乐宣	金大地	郑衍平	赵 斌	侯金林	夏慧敏	黄 力
曹 杰	梁长虹	曾其毅	曾益新	谢灿茂	管向东	

序

姚志彬 | 广东省政协副主席
广东省医学会会长

健康是人生的最根本大事。

没有健康就没有小康，健康中国，已经成为国家战略。

2015年李克强总理的政府工作报告和党的十八届五中全会都对健康中国建设进行了部署和强调。

随着近年工业化、城镇化和人口老龄化进程加快，健康成为人们最关注的问题之一，而慢性病成为人民健康的头号"公敌"，越来越多的人受其困扰。

国家卫生和计划生育委员会披露：目前中国已确诊的慢性病患者近3亿人。这就意味着，在拥有超过13亿人口的中国，几乎家家有慢性病患者。如此庞大的群体，如此难题，是医疗机构不能承受之重。

慢性病，一般起病隐匿，积累成疾，一旦罹患，病情迁延不愈。应对慢性病，除求医问药外，更需要患者从日常膳食、运动方式入手，坚持规范治疗、自我监测、身心调理。这在客观上需要患者及其家属、需要全社会更多地了解慢性病，掌握相关知识，树立科学态度，配合医生治疗，自救与他救相结合。

然而，真实的情况并不乐观。2013年中国居民健康素养调查结果显示，我国居民的健康素养总体水平远低于发达国家，尤其缺乏慢性病的防治知识。因此，加强慢性病防治知识的普及工作，刻不容缓。

与此同时，随着互联网、微信、微博等传播方式的增加，健康舆论市场沸沸扬扬、泥沙俱下，充斥着大量似是而非的医学信息，伪科普、伪养生大行其道。人们亟待权威的声音，拨乱反正，澄讹传之误，解健康之惑，祛疾患之忧。

因此，《中国家庭医生》医学科普系列丛书应时而出。

该丛书由广东省医学会与《中国家庭医生》杂志社组织编写。内容涵盖人们普遍关注的诸多慢性病病种，一病一册，图文并茂，通俗易懂，有的放矢，未病先防，已病防变，愈后防复发。

本系列丛书，每一册的主编皆为岭南名医，都是在其各自领域临床一线专研精深、经验丰富的知名教授。他们中，有中华医学会专科分会主任委员，有国家重点学科学术带头人，有中央保健专家。名医讲病，倾其多年经验，诊治心要尤为难得，读其书如同延请名医得其指点。名医一号难求，该丛书的编写，补此缺憾，以惠及更多病患。

广东省医学会汇集了一大批知名专家教授。《中国家庭医生》杂志社在医学科普领域成就斐然，月发行量连续30年过百万册，在全国健康类媒体中首屈一指，获得包括国家期刊奖、新中国60年有影响力的期刊奖、中国出版政府奖等众多国家级大奖。

名医名刊联手，致力于大众健康事业，幸甚！

2016年4月

前 言

蒋宁一 | 中山大学孙逸仙纪念医院核医学科主任医师、教授、博士生导师
中国医师协会核医学医师分会副会长
中华医学会内分泌分会甲状腺学组副组长

提起甲状腺疾病，大家最为熟知的就是"大脖子病"了（碘缺乏致地方性甲状腺肿），而伴有甲亢者更是容易出现"炯炯有神"的面容，从而让人过目不忘。

甲状腺形似蝴蝶，重量仅30克左右，但小小的甲状腺却被喻为"身体的发动机"，控制着人体的代谢活动，并影响到身体的每个部分，可谓牵一"腺"而动全身。不仅如此，育龄期妇女的甲状腺问题亦关系着下一代的健康，因此甲状腺问题不容小觑。

遗憾的是，正因为不算一个大病，关于甲状腺方面的科普宣传仍有些单薄。可喜的是，目前甲状腺疾病科普工作的逐渐起步，让我们有信心给大家带来更多、更全面的科学知识。不同于发烧感冒，治疗甲状腺疾病相对来说是一个漫长的过程。部分甲减患者在得知自己需长期服药甚至终生服药时，被吓得惶惶不可终日。让患者放下心理负担，快乐治病，我们需要做的工作还很多。

据统计，目前我国有甲亢患者1000万，甲减患者9000万，甲状腺结节及甲状腺癌患者超过1亿，保守估计目前我国有超过2亿的甲状腺疾病患者。但我国甲状腺

疾病知晓率、治疗率都非常低，目前甲状腺疾病的整体治疗率不足5%。

目前，不论是何种甲状腺疾病，其发病率皆有不断上升的趋势，究其原因，与现代人承受的工作生活压力、检查技术的进步有莫大的关系。

甲状腺疾病是一个涉及多学科的疾病，不少患者在就医尤其是初诊时会有些盲目，希望本书可以力所能及地解决读者的一些疑惑，让患者在就诊时的迷茫少一些，再少一些。

值得一提的是，经过近70年的临床探索与实践，核医学科使用核素治疗甲亢、甲状腺癌已成为临床的常规治疗项目，希望本书的介绍能够使读者不再"谈核色变"。

此外，考虑到患者就医的困惑及医疗现状，本书有相当的篇幅为患者在广东省内就医提供了指引。大至医院选择，小至就诊的注意事项，都尽量给予指导，让就医事半功倍。

甲状腺疾病的成功管理，需要同时提高医生的诊治水平和患者的健康意识。患者在寻求专业指导与治疗之外，自身要培养科学的自我管理意识，如本书能为读者防治疾病与健康管理提供些许指导，足矣。

本书所援引的诊治观点与最新的专业指南同步，力求文字通俗、简洁，全书图文结合，机理性问题尽量图表化，但愿本书的美术编辑用心编辑的图表能让您有更加愉快的阅读体验。

愿每一位读者颈前的"蝴蝶"能快乐翱翔，伴您舞动美好的每一天。

2016年5月

目录 CONTENTS

名医访谈　素描蒋宁一 / 1
自测题 / 4
甲状腺疾病趣闻　"南岐人之瘿"：地方性甲状腺肿 / 6

基础篇　慧眼识病

PART 1　甲状腺的故事 / 2
　　　　　人人自带"蝴蝶结" / 2
　　　　　甲状腺之父与诺贝尔奖 / 4
　　　　　甲状腺激素"工厂"简介 / 6
　　　　　蝴蝶效应：牵一"腺"而动全身 / 8
　　　　　明明白白看报告 / 10

PART 2　图解甲状腺疾病 / 12
　　　　　脆弱的"蝴蝶" / 12
　　　　　何为甲亢，何为甲减 / 13
　　　　　甲亢对全身有何危害 / 14
　　　　　甲减对全身有何危害 / 15
　　　　　甲状腺肿瘤（结节）良恶性怎判断 / 16
　　　　　准妈妈，看过来 / 17

PART 3　我的甲状腺健康吗 / 18
　　　　　对一对，自测甲亢 / 19

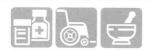

目录 CONTENTS

对一对，自测甲减 / 20

结节摸出来 / 21

我还需要做哪些进一步的检查 / 22

治疗甲状腺疾病，选什么科 / 24

PART 4　甲状腺疾病小知识 / 25

甲状腺"感冒"了 / 25

急性甲状腺炎，进化不全惹的祸 / 26

地方性甲状腺肿，补碘可治疗 / 28

甲亢，未必病在甲状腺 / 30

甲减，甲亢的变脸 / 32

老年甲亢很淡漠 / 33

什么叫甲亢危象 / 34

为什么会患甲减 / 36

老人"痴呆"了，先排除甲减 / 38

什么叫甲减危象 / 39

"重女轻男"的甲状腺癌 / 40

留意"肿""生""哑"，早期发现儿童甲状腺癌 / 41

✉ **经典答疑**

甲亢会遗传吗？ / 43

大脖子就是甲亢吗？　/ 44

甲状腺结节=肿瘤？　/ 44

治疗篇　得了甲状腺疾病，怎么办

PART 1　治甲亢，有"三剑客"　/ 48

"三剑客"，谁是你的菜　/ 49

明明白白吃药　/ 52

规规矩矩复查　/ 54

药物不良反应早知道　/ 55

治甲亢，别怕放射性碘　/ 57

放射性碘治疗甲亢不会致癌　/ 58

放射性碘治疗的"前规则"　/ 59

碘-131，不是想买就能买　/ 60

放射性碘治疗的"善后工作"　/ 62

碘-131治疗后，抗体为何反而升高了　/ 63

手术有什么风险　/ 65

其他类型甲亢的治疗　/ 66

老少幼孕的甲亢治疗方案　/ 68

眼球突出的处理方法　/ 69

拥有一颗平和心　/ 71

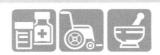

目录 CONTENTS

PART 2 治甲减，终身之战 /72

有一种甲减，病不在甲状腺 /73

血脂紊乱，先排除甲减 /74

缺什么，补什么 /77

替代治疗的注意事项 /79

甲减患者，手术难治疗 /80

婴幼儿患甲减怎么办 /81

呆小症需要终身服药吗 /82

优甲乐，甲减甲亢通杀吗 /83

定期复查的重要性 /84

PART 3 甲状腺癌（结节），别慌 /85

甲状腺结节有哪些类型 /85

甲状腺结节与肿瘤有什么关系 /88

治结节，先辨良恶 /89

治结节，观察、手术有分晓 /93

"不孤独"的结节有法子治 /95

明明白白甲状腺癌 /96

甲状腺癌的发展过程 /97

治疗甲状腺癌，方法不单一 /99

术后服药要牢记 /100

如何避免甲状腺癌复发 /101

📧 经典答疑

甲亢好转后,为什么突眼未改善? /102
甲状腺结节为何分"凉""热""温""冷"? /103
甲状腺恶性肿瘤大多很"听话"? /103

生活行为篇　让疗效事半功倍

PART 1　甲亢患者的日常生活贴士 /106

甲亢患者宜忌的食物 /106
患了甲亢,运动还是静养 /109
甲亢患者的孕产事宜 /110
甲亢患者可带药怀孕 /112
有种甲亢,不药而愈 /114

PART 2　甲减患者的日常生活贴士 /115

甲减患者该不该补碘 /115
甲减患者的生活法则 /116
甲减患者能怀孕吗 /117

目录 CONTENTS

PART 3 甲状腺结节患者的日常生活贴士 /118
　　　　甲状腺结节的"碘"问题 /118
　　　　防核辐射，要抢购碘盐吗 /120

聪明就医篇　最高效看病流程

PART 1 如何就诊更高效 /124
　　　　就医之前要准备的资料 /124
　　　　做检查前，要注意什么 /126
　　　　就诊小技巧 /127
　　　　提高门诊就医效率的5个技巧 /130
　　　　挂号方式多样选 /131
　　　　随诊可选社区医院 /134
　　　　看病省省钱 /136
　　　　病急不要乱投医 /138
　　　　谨防医托 /140

PART 2 广东省甲状腺疾病治疗名院名医
　　　　推介（部分） /143

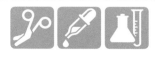

名医访谈

素描蒋宁一

采访：《中国家庭医生》杂志社
受访：蒋宁一（中山大学孙逸仙纪念医院核医学科主任医师、教授、博士生导师，中国医师协会核医学医师分会副会长、中华医学会内分泌分会甲状腺学组副组长、中国核学会核医学分会副理事长，广东省医学会核医学分会前任主委）

初见蒋宁一教授，印象最深的就是他耳轮垂埵，加上肩圆膀阔、慈眉善目，生就一副佛相。与之交谈，言语真诚，笑声豪爽，可亲可敬。他接诊的患者说："他耐心细致，甚至有时患者一下子疏漏，没有问到的，他都会一一提前就告诉你说'有这么几个问题，也许你以后马上就会要问我的，我都先告诉你。'""我们想说的和要感谢的，不只是他医术的高明，更可贵的是他医德好。当我看到他那和蔼可亲的脸时，我从心底里就感到踏实了，在与他交谈的话语中，他给了我战胜疾病的信心。"……

才不近仙者不可为医

记者来到蒋教授的诊室时，见蒋教授一边看着表，一边为患者数脉搏，"每分钟108次"。患者打开检验单，惊讶地说："教授，你太厉害，跟机器测的一样准！"蒋教授自信地说："那当然，不然我这些年白干了?!"这位甲亢患者是蒋教授的"旧患者"，痊愈后发作了，她又来找蒋教授治疗。蒋教授开玩笑地说，"她是我的铁杆粉丝"。

这样的"铁杆粉丝"数量可不少，不仅有省内的，还有省外的，有长期复查的老患者，也有复发重新治疗的旧患者，还有慕名而来的新患者，无一例外，都被蒋教授的德艺双馨所折服。

如今，最新版有关甲状腺疾病的治疗指南是蒋教授参与制定的。在疾病治疗过程中，他也不忘普及治疗新理念。

比如甲亢患者的生育问题。以前的指南建议甲亢痊愈后再生小孩，如今的新指南已经做了修改，只要病情控制良好，可以带药怀孕。

再比如碘-131治疗，新的指南已经不对年龄、突眼、甲状腺肿大程度、甲亢病情等进行限制。也就是说，碘-131治疗没有绝对的禁忌证，药物或手术治疗效果不佳的少年儿童，在家长知情同意的情况下，也可以接受碘-131治疗。蒋主任说，他用碘-131治疗过的患者，年纪最小的8岁，确诊甲亢后吃药效果不理想，最终决定使用碘-131治疗。"反过来说，这么小的孩子，如果药物治疗效果不好或无效，应该考虑碘-131治疗，病情控制不好或加重更会影响他的生长发育，后患无穷。"蒋主任解释道。

接受碘-131治疗，也不会影响生育。早有研究表明，接受碘-131治疗，不会影响生育能力，胎儿畸形和流产不超过自然发生率；也不会增加甲状腺癌、白血病及其他癌症的发病率；儿童和青少年接受碘-131治疗后，生育能力和后代生长情况与普通人群比较无明显差异。蒋主任说："我现在收集到的接受过碘-131治疗后生小孩的病例有几百例，情况都很好，有些患者还生了两个小孩，都很健康。"

德不近佛者不可为医

蒋教授出门诊的时候，常常连累助手和药房同事加班。"因为患者太多了。有些患者认为我最了解他，'知根知底'，非要找我看，还有些患者千里迢迢来找我看病，只好给他们加号了。"以前还会把手机号码给患者，方便他们随时咨询。如今网络发达，就转为在网上解答患者的留言。蒋教授在好大夫上的个人网站访问量过千万，不管多忙，他都每天抽出一个小时时间与网友进行交流。这项工作，已经坚持好几年了。他说："虽然累，但从没想过撂担子不干了，还是想给患者提供一些帮助，这也是我的责任。"

如今，他又建立了一个微信群和公众号，不仅是用于科普甲状腺疾病和治疗知识，而且给患者一个可以互相交流的平台，增强治病信心。不定时解答专业性的问题，有好的科普文章也会与大家共享。

蒋主任说："患者愿意与你沟通交流，说明患者信任你。我也很愿意做这项工作，一方面可以关心患者，了解治疗效果，另一方面也是及时获得反馈，提高自己水平。"

说起疾病治疗，蒋教授仍然很谦虚，"遇到治疗效果不好的、病情较复杂的患者，总感觉有点心急和担忧；治好了，患者高兴，我也高兴。遇到重病号我始终比较担心，比如需要特殊治疗的，比如剂量用得大，我都要记下患者的联系方式，时时追踪情况，直到复查情况有好转我才放心。做好了，心里很高兴，没做好，感到很内疚。只有这样，才有进步。"

对于患者的痛苦和无奈，比如甲亢患者的突眼问题，甲减患者的药物不良反应问题和甲减患者长期服药的问题，蒋教授看在眼里，却因为没有更好的治疗方法而感到遗憾。

俗话说，相如心生，蒋教授就是最好的范例：心常怀慈悲，所以生就一副佛相。

自测题

1. 甲状腺位于人体喉部,形状像( )。
   A. 蝴蝶 B. 蜜蜂 C. 腰果 D. 核桃

2. 甲状腺是甲状腺激素的"生产车间",其中需要的原料是( )。
   A. 钙 B. 碘 C. 钾 D. 锌

3. 常见的甲状腺疾病有( )。
   A. 甲亢 B. 甲减 C. 结节(癌) D. 以上皆是

4. 甲亢有哪些典型症状?( )
   A. 颈部肿大 B. 眼球突出 C. 脉搏加快 D. 以上皆是

5. 血脂紊乱的原因有( )。
   A. 饮食 B. 运动 C. 甲减 D. 以上皆是

6. 以下哪种不是甲亢症状?( )
   A. 多汗、心慌 B. 消瘦 C. 急躁、兴奋 D. 水肿

7. 治疗甲亢,目前有哪些方法?( )
   A. 药物 B. 手术 C. 放射性碘治疗 D. 以上皆是

8. 治疗甲亢的方法和特点对应正确的是( )。
   A. 药物—治疗时间长 B. 手术—易导致甲减
   C. 放射性碘治疗—孕妇和哺乳期妇女不宜 D. 以上皆是

9. 以下哪种不是甲减症状? ( )
A. 脉搏加快   B. 发胖、嗜睡
C. 血脂异常   D. 食量减少

10. 治疗甲减,有哪些方法? ( )
A. 药物   B. 手术   C. 放射性碘治疗   D. 以上皆是

11. 判断甲状腺肿瘤的良恶性,金标准是( )。
A. B超   B. 触诊   C. 穿刺   D. 以上皆是

12. 甲状腺恶性肿瘤中,危险程度最高的是( )。
A. 乳头状甲状腺癌   B. 滤泡状甲状腺癌
C. 甲状腺髓样癌   D. 未分化型甲状腺癌

13. 以下说法哪个是错误的? ( )
A. 甲减可能导致老人"痴呆"   B. 甲亢易与更年期混淆
C. 甲亢会引起心脏病   D. "大脖子"就是甲亢

14. 关于碘-131治疗,以下说法错误的是? ( )
A. 可以私自在家使用   B. 需要在医院使用
C. 不能邮寄   D. 使用后2周内,尽量不与他人亲密接触

参考答案:
1.A 2.B 3.D 4.D 5.D
6.D 7.D 8.D 9.A 10.A
11.C 12.D 13.D 14.A

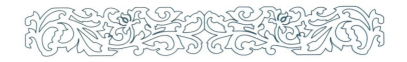

"南岐人之瘿":
地方性甲状腺肿

明代教育家刘元卿著有《贤奕编》一书,其中有篇《南岐人之瘿》,说:"南岐在秦蜀山谷中,其水甘而不良,凡饮之者辄病瘿,故其地之民无一人无瘿者。"中国古代重要的字书《玉篇》载:"瘿,颈肿也。"中医解释,瘿即颈瘤,指脖子上的瘤子或肿大的颈部。

其实,古人对该病并不陌生,在明代之前的书籍中早已频频出现,早在战国时代,医师就已经能对瘿病做出诊断。可惜,世世代代生活在深山老林中的南岐人,对此几乎一无所知,身患怪病仍自我感觉良好。

刘元卿接着说,当看到外地人进山时,南岐那些大脖子山民就会聚在一起看热闹,像看猴似的,指手画脚地嘲笑道:你们外地人的脖子好奇怪啊!怎么如此细小?言下之意,正常人的脖子应该像他们的这般粗大肥壮。外乡人建议他们去治病,他们还认为是"本乡特色",不用治。

这本是一则寓言,讽刺闭关自守者蒙昧无知、孤陋寡闻、目光短浅,甚至发展到是非颠倒、混淆黑白的地步。

对于患瘿病的原因,人们虽然难以解释,但是已经观察到山居和水质与瘿病的某种关联。如战国时代的《吕氏春秋·季春纪》就记载"轻水所,多秃与瘿人",意思是缺水之处,多患秃疾、瘿疾之人;《圣济总录·瘿瘤门》明确指出"山居多瘿颈,处险而瘿也";《淮南子·地形》也说"险阻气多瘿"。

实际上,从现代医学分析,"瘿"多指"地方性甲状腺肿",病人多见于山区和远离海洋的地区。人体每天的碘需要量为40~120微克,摄碘充足就可避免甲状腺肿。当年的南岐州,即如今的陕西凤县,几百年前还隐没在秦岭的崇山峻岭中,食物、水源缺碘,以致村民得了"大脖子病"。这种情况在落后、闭塞地区更常见。看来,刘元卿说的并非虚构。

经过细心观察和经验积累,古代劳动人民还逐步总结出治病良方,为历代医家所收录并发扬光大。如晋代《肘后方》已经提出用昆布、海藻治疗瘿病。后来的《千金要方》及《外台秘要》则记载了数十个治疗瘿病的方剂,其中常用的药物有海藻、昆布、羊靥、鹿靥等。羊靥、鹿靥,即羊和鹿颈部的甲状腺,海藻、昆布都含有丰富的碘元素。以今天的眼光来看,古代人们的治疗思路也是正确的。

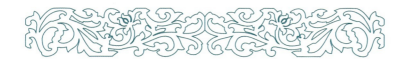

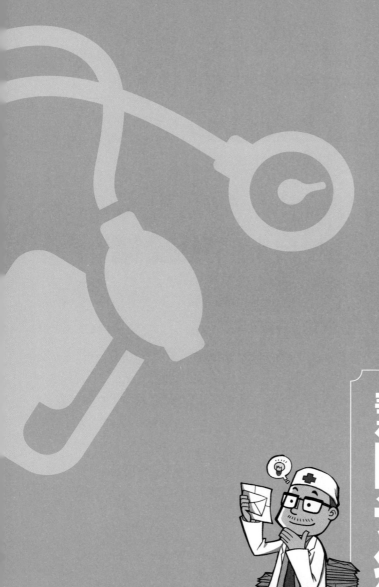

慧眼识病 基础篇

PART 1 ▸ 甲状腺的故事

人人自带"蝴蝶结"

爱美的姑娘常用蝴蝶结做装饰,其实被造物主偏爱的我们,每个人都生来自带"蝴蝶结"——甲状腺。

甲状腺是人体最大的内分泌腺,重20～30克,位于喉结下方2～3厘米处,形状像一只张开翅膀的蝴蝶,在吞咽东西时可随其上下移动。小宝宝的甲状腺很小,随年龄增长而变大;处于经期和孕期的妇女,甲状腺会稍增大;而老人的甲状腺则可能缩小。

体检时,医生会先观察我们的喉部,然后用手触摸,并叫我们吞咽口水,就是为了检查甲状腺的健康情况。甲状腺质地柔软,正常触摸喉部没有特殊的手感。若是发生病变,甲状腺可能变大或有结节,外观表现为颈部变粗,也能清晰触及甲状腺。

这项检查简单易行,是初步筛查甲状腺疾病的重要手段。

甲状腺是人体重要的内分泌腺,分泌的甲状腺激素对维持人体正常功能发挥着重要作用。甲状腺并非孤零零地存在于喉结附近,它有4枚甲状旁腺比邻而居,这些"邻居"也可以分泌激素,共同参与人体各器官的运作。

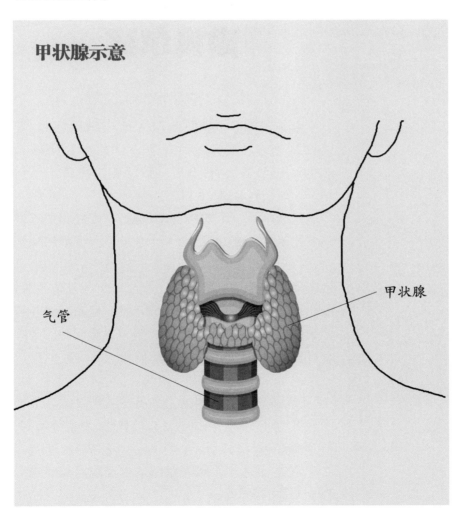

甲状腺示意

气管

甲状腺

甲状腺之父与诺贝尔奖

今天，我们可以如此深入地认识甲状腺，要感谢埃米尔·特奥多尔·科赫尔（Emil Theodor Kocher，1841年8月25日—1917年7月27日），他是一位瑞士科学家、外科医生。

科赫尔是一个非常有才华的人，在外科的不同领域都有着卓越的贡献。他对医学的贡献影响至今，直到现在，我们还可以从一些仍在沿用的名词上感受到，例如，肩关节脱臼采用Kocher复位手法，肠切除手术中经常要用到Kocher钳，经右肋缘下切除胆囊的Kocher切口，腹部外科中探查胰腺时翻起十二指肠的Kocher手法，等等。除此之外，科克尔还是颅脑和脊柱外科的开创者。

除了这些成就，科赫尔的另一项重要成就是在甲状腺的研究和治疗方面。在其著作《甲状腺疾病》中，科赫尔详细介绍了甲状腺疾病的病因、症状和治疗方法，为人们了解甲状腺的生理功能和病理机制做出了重要贡献。

科赫尔的甲状腺切除手术技术精湛,通过他的努力,甲状腺手术的死亡率从 40% 降至 13%(1883 年),到 1898 年,这一数字更是降至令人惊叹的 0.18%。因为他的突出成就,直至今日,甲状腺手术切口仍以他的名字命名(Kocher incision)。

与此同时,他也改变了当时"甲状腺切除越多越好"的观念,对甲状腺切除过多的后遗症进行研究,并尝试对这些患者注射甲状腺组织提取物进行治疗。

1909 年,科赫尔凭借"对甲状腺的生理学、病理学及外科学方面的研究"获得诺贝尔医学奖,这是临床医生第一次获此殊荣,为外科学赢得了巨大荣誉。在百余年的诺贝尔奖历史中,科赫尔也是为数不多的获得这一崇高奖项的临床医生之一。

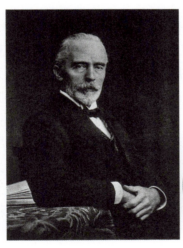
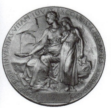

甲状腺激素"工厂"简介

甲状腺是甲状腺激素的"生产车间",其中的"原料"是碘。甲状腺激素通过血液输送至全身,调节人体各项机能。甲状腺激素过多,人体机能会超速运作,往往表现为甲亢;而过少,人体器官组织"没吃饱",工作起来就懒洋洋的,通常表现为甲减。为防止这种情况发生,我们的大脑具有调节甲状腺激素数量并保持其恒定的功能。甲状腺激素"车间"的"控制室"就在脑垂体。当机体缺乏甲状腺激素时,"生产管理部"(下丘脑)会将情况告诉脑垂体,于是脑垂体下达增加生产的命令,若甲状腺激素已经过多,收到反馈后,脑垂体又会及时收缩生产规模,减少产量,从而使体内甲状腺激素水平保持恒定。

工厂要想顺利生产,"原料"(碘)、"车间"(甲状腺)、"中控室"(脑垂体)、"生产管理部"(下丘脑)四者缺一不可,若其中任何一个环节出现问题,"产品"(甲状腺激素)的生产都将受到影响,最终表现为各种疾病。

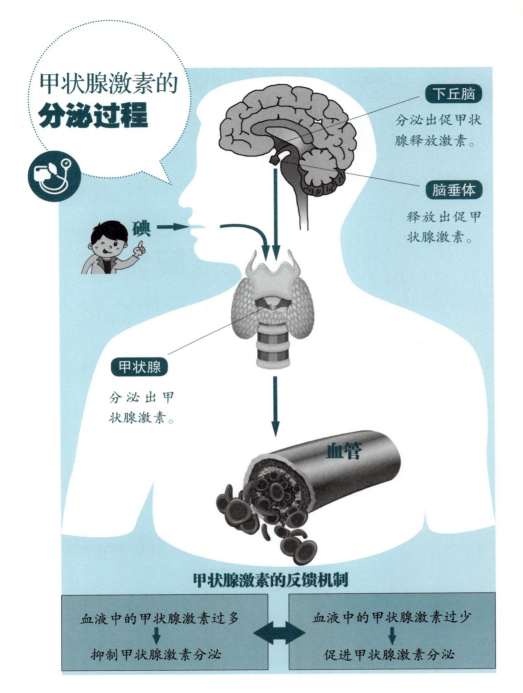

蝴蝶效应：
牵一"腺"而动全身

南美洲丛林里的一只蝴蝶扇一下翅膀，经过一系列的变化，就有可能演变成横扫北美城镇的龙卷风，这就是传说中的"蝴蝶效应"。素有"身体里的蝴蝶"之称的甲状腺，如果我们不加注意，就会带来致命的"蝴蝶效应"。

对代谢的影响

我们的身体能一直保持三十几摄氏度的恒温，可以说主要就是甲状腺激素的功劳。甲状腺激素可以提高机体绝大多数组织的耗氧量和产热量，从而保持机体的热量源源不断，即使身处寒冷的冬天也维持在特定的温度。另外，甲状腺激素对糖代谢、脂肪代谢、蛋白质代谢、维生素代谢、水盐代谢都有重大影响。这就能解释为什么甲亢时人们怕热、消瘦而且食欲强烈，而甲减的时候人们则怕冷、食欲减退。

对生长发育的影响

甲状腺激素对维持我们身体正常的生长发育不可缺少，如果儿童时期缺乏甲状腺激素，很可能造成发育迟缓、智力下降，这就是我们常说的呆小症。

对神经系统、心血管系统、消化系统、造血系统的影响

甲状腺对身体很多系统都有明显的影响，比如心血管系统，甲亢患者常会出现心动过速、心律失常，严重时甚至会心力衰竭。消化系统也一样，甲亢患者会出现肠蠕动增强、大便次数增多、食欲增强，甲减患者因为甲状腺激素分泌不足，消化系统变得"消极"起来，常导致便秘、厌食。

对其他内分泌腺的作用

甲状腺激素还参与正常的生殖和性腺功能。当甲亢时，很容易让女性流产，男性出现乳房发育。很多甲亢患者还会继发糖尿病，就是因为甲状腺激素会使胰岛功能受到损害，从而影响到糖代谢。

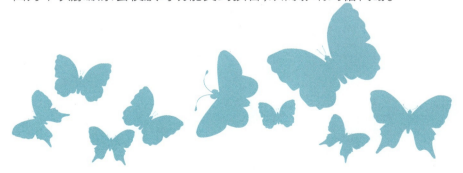

明明白白**看报告**

抽血做甲状腺检查，出来的报告上通常有四个项目，分别是四碘甲腺原氨酸(甲状腺素，T_4)、血清游离四碘甲腺原氨酸(游离甲状腺素，FT_4)、三碘甲腺原氨酸(T_3)、血清游离三碘甲腺原氨酸(FT_3)。人们的心情随着数据后面箭头的高高低低而起起伏伏。

这4个名词是什么意思

它们统称为甲状腺激素。甲状腺分泌的甲状腺激素(T_3和T_4)释放到血液后，其中一部分与血浆蛋白结合，另一部分游离于血液(FT_3、FT_4，其中，FT_3和FT_4在肝、肾作用下可相互转化)，随血流输送到其他组织细胞中发挥作用。因此，检测这些项目(特别是FT_3和FT_4)的浓度就可以知道甲状腺功能的状况，如果过高，表示甲状腺功能亢进；如果过低，表示甲状腺功能减退。

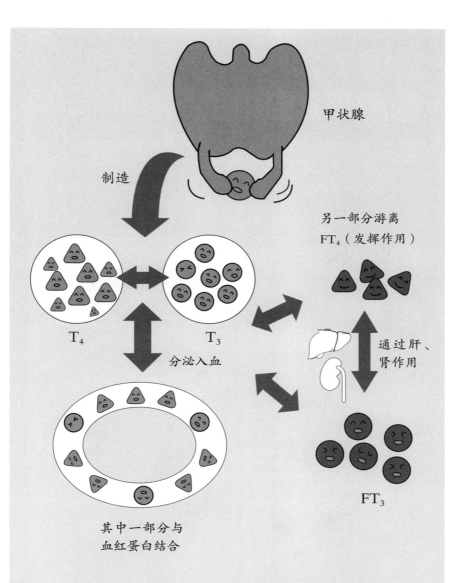

甲状腺激素检测项目

PART 2 ▶ 图解甲状腺疾病

脆弱的"蝴蝶"

❺ 甲状腺癌

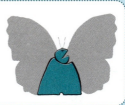

❶ 甲状腺功能亢进

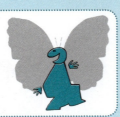

❹ 甲状腺囊肿

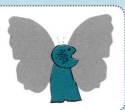

❷ 甲状腺功能减退

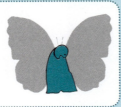

❸ 甲状腺结节

何为**甲亢**，何为**甲减**

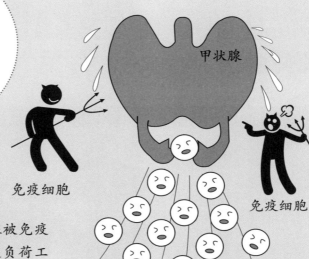

免疫细胞

免疫细胞

甲状腺

甲状腺激素

甲亢：甲状腺被免疫细胞挟持，超负荷工作制造甲状腺激素。

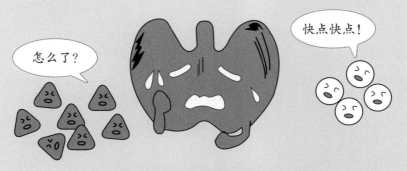

怎么了？

快点快点！

甲减：甲状腺不能正常工作。

甲亢对全身有何危害

梅尔泽堡三征：指甲亢的三个典型特征——颈部肿大、眼球突出、脉搏加快。这是人们最早总结出来的甲亢典型特征。如今，随着诊断技术日渐发达，这三个症状同时出现的病例越来越少。

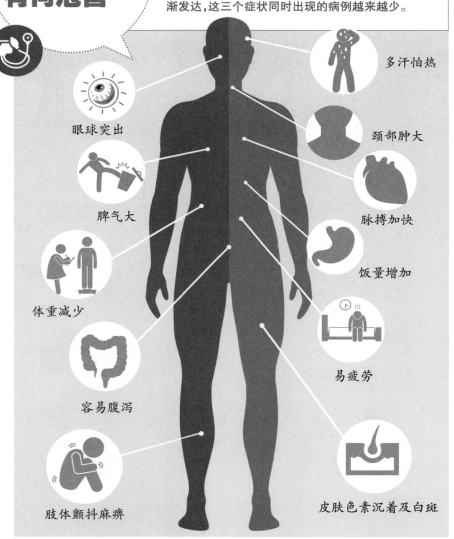

- 眼球突出
- 脾气大
- 体重减少
- 容易腹泻
- 肢体颤抖麻痹
- 多汗怕热
- 颈部肿大
- 脉搏加快
- 饭量增加
- 易疲劳
- 皮肤色素沉着及白斑

甲减对全身**有何危害**

怕冷、虚胖、精神不振是甲减最常见的症状。

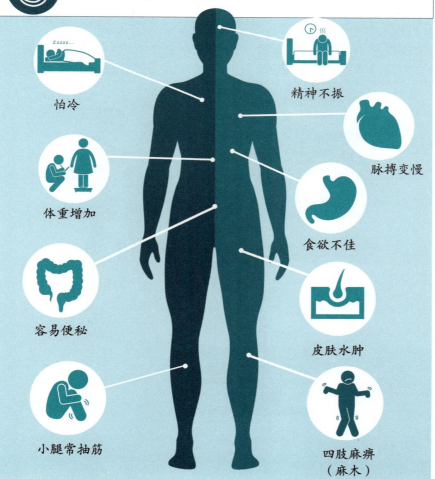

- 怕冷
- 体重增加
- 容易便秘
- 小腿常抽筋
- 精神不振
- 脉搏变慢
- 食欲不佳
- 皮肤水肿
- 四肢麻痹（麻木）

甲状腺肿瘤（结节）良恶性怎判断

触诊、B超和穿刺为常见的检查方法。

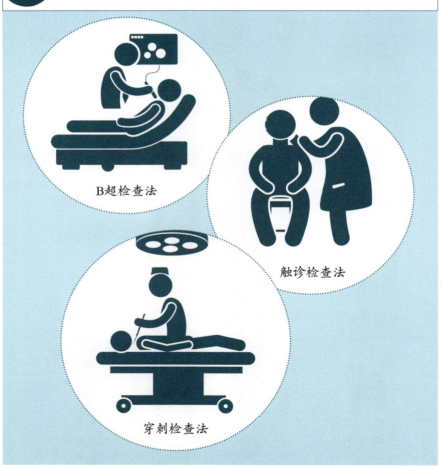

B超检查法

触诊检查法

穿刺检查法

准妈妈，看过来

甲状腺疾病女患者的孕育事宜

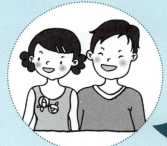

孕前对策：保持病情稳定、咨询医生。
孕前警戒：接受过手术或放射性碘治疗和检查的人，半年内应避免怀孕。

孕中对策：甲亢患者减少抗甲状腺激素药物的用量；甲减患者照常服用甲状腺激素药物——在医生帮助下保持病情稳定，以免流产或早产。
孕中警戒：不必中止妊娠，甲亢患者病情好转不能停止治疗。甲减患者须维持治疗，带药怀孕。

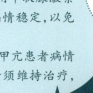

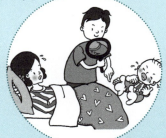

产后对策：新生儿检查呆小症，避免药物对母乳喂养产生影响，甲状腺激素药物照常服用，定期检查。
产后警戒：甲亢患者要注意病情有无加重。

PART 3 ▶
我的甲状腺健康吗

甲状腺疾病虽然多发,但是很多人对它不甚了解。其中一个原因是甲状腺疾病多为慢性发作,不会突然发作危及生命,因此相对于心脏病或癌症,人们对甲状腺疾病的关注度稍低。其次,甲状腺疾病的症状复杂多样,表现为多个系统的不适,容易误诊为其他疾病。虽然体检时,医生触诊颈部能发现甲状腺的异常情况,但对于普通人来说,除非颈部肿大非常明显,否则常难以直观发现甲状腺生病了。

难道没有办法可以早期发现甲状腺疾病吗?未必!

对照以下两个表,可以初步自测甲状腺是否健康。若怀疑患了甲亢或甲减,建议及早去医院以明确诊断。

对一对,自测甲亢

典型症状 (梅尔泽堡三征)	颈部肿大、眼球突出、脉搏加快 (100次/分以上)
神经系统	脾气急躁、情绪波动、思想不集中、失眠、 手抖,老年患者常寡言、抑郁
肌肉系统	消瘦、肌肉软弱无力, 严重者可合并周期性麻痹
心血管系统	心慌、心动过速、心律失常, 严重者可见心脏肥大和心力衰竭
消化系统	易饥多食、体重降低、 大便次数增多、成糊状或腹泻, 少数病情严重者可出现黄疸和肝功能异常
生殖系统	女性患者常见月经稀少、闭经; 男性患者多阳痿,偶见乳房发育
皮肤	温暖多汗、面部胸部可见阵发性潮红、 皮肤色素加深或减退

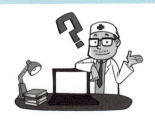

对一对,自测甲减

典型症状	颈部肿大无痛感、倦怠、脉搏变慢(60次/分以下)
神经系统	精神不济、思维缓慢、注意力不集中、情绪低落、抑郁
肌肉系统	行为迟缓、肌肉骨骼僵硬、小腿抽筋
心血管系统	血压增高、胆固醇水平增高、心律不齐,严重者可见心脏肥大
消化系统	饭量正常体重却增加、大便次数减少或便秘
生殖系统	女性患者常见月经异常、周期变长、量多、经期延长、闭经
皮肤	怕冷、干燥不光滑、水肿、表情麻木、舌头麻木、脸色发黄

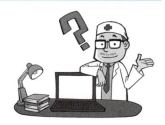

结节摸出来

对于甲状腺结节来说，往往在体检时由医生用手指检查颈部而发现，这种方法被称为触诊。触诊是甲状腺结节的主要检出方法，也是最简单方便的方法。

正常情况下，触诊不能摸到甲状腺，当患甲状腺结节时，甲状腺形状会发生改变，医生用手触诊就能发现异常。

但是触诊存在一定的局限性，因为触诊只能发现较大的或表浅的结节，而检查者的经验对结节的检出率也会有影响。如果结节的位置较深，或者结节较小，质地与腺体的差别不明显，那么单凭触诊很可能会漏诊。触诊的另一个缺点是难以判断甲状腺结节的性质，难以区分这个结节是良性的还是恶性的，是炎性的还是非炎性的。

所以，在体检时，可以采用触诊的方法粗检，然后配合其他方法比如 B 超、同位素扫描或穿刺检查来确定结节的性质。如果患者有甲状腺疾病的症状，比如疼痛、甲亢、甲减等，即使没有通过触诊检查出结节，也同样需要其他方法来确定是否存在病变。

我还需要做哪些进一步的检查

甲亢患者看这里

在临床上，甲亢患者的表现并不典型，也就是说出现甲亢表现者，未必是得了甲亢；反之，也不是每个甲亢患者必然出现全部典型症状。因此，除了根据病情做出基本判断，常常还需要依靠各种实验室检查帮助确诊或排除，这样才能保证不会误诊。那么，确诊甲亢到底需要哪些检查呢？

1.基础代谢率。这是一项很古老的检查项目，影响因素较多，精确度不高，但可用于患者粗略地自我评价。方法很简单：晚餐后不再进食（即禁食12小时），次晨醒来，不起床活动，空腹静卧测量脉搏次数（脉率）和血压。按下列公式计算：

基础代谢率＝[脉率＋(收缩期血压—舒张期血压)]－111

注意：脉率为每分钟脉搏的次数；血压以毫米汞柱为单位。正常值为 $-10\%\sim+15\%$。如发现基础代谢率升高，则更应及早进行进一步的检查。

2.血清 T_3、T_4 测定。测定它们在血清中的浓度能比较准确地反映甲状腺的功能是否正常。若 T_3、T_4 都升高，表示甲状腺功能处于亢进状态；若两者都降低，则表示甲状腺功能低下。但也有两者不一致的情况：T_3 升高，T_4 正常，说明可能是 T_3 型甲亢；T_3 升高，T_4 正常而以后随之逐渐升高，见于甲亢起病早期或原已好转的病再度复发；T_3 正常或稍高，T_4 降低，见于切除甲状腺后或单纯性地方性甲状腺肿。根

据血清 T_3、T_4 浓度评估甲状腺功能时，须结合全身状况和其他检查综合分析。

3. 放射性碘（碘-131）吸收率。通过口服碘-131 后测定甲状腺对其摄取的数量而判断疾病。甲亢时，3 小时摄取率＞25%；24 小时摄取率＞45%，而且摄取高峰前移。此法诊断的符合率达 90%。但碘-131 的摄取率受药物等因素影响，诊断前需排除干扰因素的影响。为避免放射核素对胎（婴）儿的影响，孕妇和哺乳期妇女忌行此项检查。

甲减患者看这里

除临床表现外，主要依靠检测 TT_4、FT_4、TT_3、FT_3、TSH 以及 TRH 兴奋试验等诊断甲减。

1. 一般检查。

(1)血常规常有轻、中度贫血，属正细胞正色素性，小细胞低色素性或大细胞型。

(2)血糖正常或偏低，葡萄糖耐量曲线低平。

(3)血胆固醇、甘油三酯和 β-脂蛋白增高。

2. 甲状腺功能检查。

(1)基础代谢率降低，常在 -30% 以下。

(2)甲状腺摄碘率低于正常，呈扁平曲线。

(3)血清 T_3、T_4 测定。若两者都降低，则表示甲状腺功能低下。

3. 下丘脑—垂体—甲状腺轴功能检查。包括血清 TSH 测定、TSH 兴奋试验、TRH 兴奋试验。甲减患者 TSH 增高。

4. X 线检查。做头颅平片、CT、磁共振或脑室造影，以排除垂体肿瘤、下丘脑或其他引起甲减的颅内肿瘤。

5. 甲状腺自身抗体检查。

治疗甲状腺疾病，选什么科

体检查出甲状腺有了问题，去医院复诊，不少人犯难了：该选哪个科呢？

有些大医院有专门的甲状腺外科，方便甲状腺疾病患者就诊。若没有甲状腺专科，可选择内分泌科。待明确诊断后再根据治疗需要去外科或核医学科进行进一步治疗。当然，具体情况，建议咨询各医院的导诊台。

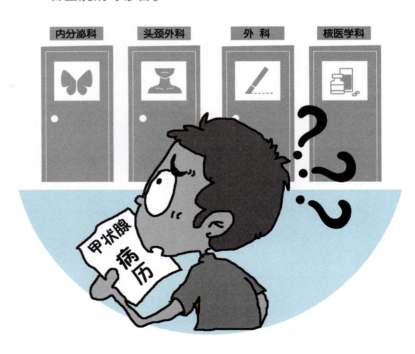

PART 4
甲状腺疾病小知识

甲状腺"感冒"了

亚急性甲状腺炎由甲状腺病毒感染引起,通俗地说,就是甲状腺"感冒"了。这种"感冒"不会传染,周围人没必要恐慌。

亚急性甲状腺炎发病时,症状与感冒类似,患者也会出现发热、倦怠、嗓子痛,此外,甲状腺会出现硬块,初期按压时感觉疼痛,症状加重后,即使不压也会感觉疼痛。由于甲状腺炎症破坏细胞组织,导致进入血液的甲状腺激素水平升高,因此,患者也会表现出甲亢症状,如多汗、心慌、呼吸困难等。

甲状腺"感冒"与普通甲亢特征有所不同,去医院进行检查可以明确分辨。由于甲状腺"感冒"可以自愈,因此,症状较轻、能耐受的患者,可以不做治疗,静养观察即可,一般来说,大概持续一个月,之后机体会恢复正常状态。症状较严重者,也可以对症治疗,缓解高热、疼痛等。

甲状腺"感冒"常发生于中年女性,儿童患者少见。

急性甲状腺炎，进化不全惹的祸

急性甲状腺炎又称急性化脓性甲状腺炎，是由细菌引起的炎症，进而导致化脓。正常情况下，甲状腺是很难被感染的，但是再坚固的特洛伊城，还是被木马攻破了，下咽梨状窝就是攻破甲状腺这座特洛伊城的木马。

下咽梨状窝是甲状腺最里面的管子，正常情况下会在人的成长过程中消失，若被保留下来，细菌就容易通过这个管子进入甲状腺，导致感染。

甲状腺感染后，会导致炎症，患者有发热和甲状腺部位压痛感。症状加重时，甲状腺出现肿块并变硬，如果肿块化脓，破坏了甲状腺细胞组织，就会导致甲状腺激素过多释放，从而引起甲亢症状。

通过血液检查和B超检查，能将普通甲亢和甲状腺炎相区别，通过X线检查确定有下咽梨状窝，就能完全确诊。一般情况下，患者为15岁以下的孩子，成人少见。

一般来说，治疗急性甲状腺炎会使用抗生素，若炎症导致化脓，则需要用手术切除化脓组织并配合使用抗生素。

急性甲状腺炎容易复发,要想彻底治愈,必须去除下咽梨状窝。这需要通过手术解决,具体的手术方式根据下咽梨状窝的延伸位置而定,在此不一一介绍。

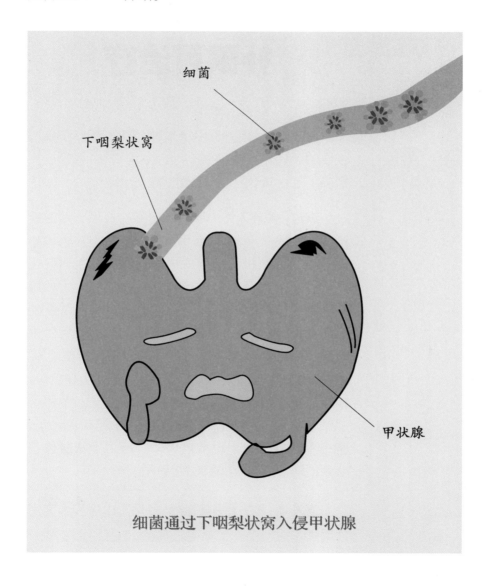

细菌通过下咽梨状窝入侵甲状腺

地方性甲状腺肿，补碘可治疗

名词解释： 地方性甲状腺肿，俗称"粗脖子病"，主要的致病原因就是整个地区环境缺碘，导致居民摄碘不足，引起甲状腺代偿性增大。

原因： 碘是人体内甲状腺组织合成甲状腺激素不可缺少的一种原料，而甲状腺激素是参与人体新陈代谢活动的极为重要的内分泌激素。人体好比是一架十分精密的机器，当体内缺少了碘，甲状腺激素的生成、分泌都会减少，这时通过神经系统的调节功能，人体内自动产生一种"信号"，使主管甲状腺激素的两个部位——下丘脑和垂体兴奋起来；这样，相应激素的分泌就增多，作用到甲状腺组织，使甲状腺在组织结构上发生变化，分泌更多的甲状腺激素。这样一来，甲状腺的每个细胞都变大了，整个甲状腺的体积也就增大了。因为甲状腺位于头颈的前面，所以形成了"粗脖子"。

高发地： 地方性甲状腺肿多见于山区和远离海洋的地区。

防治手段：对付地方性甲状腺肿，最有效的办法是积极预防，预防的手段也很简单，就是让居民在日常生活中摄入足量的碘。

注意事项：自1979年起，国家立法在碘缺乏病病区推行食盐加碘；1996年，我国采用全民食盐碘化防治碘缺乏病，特别是地方性甲状腺肿。2002年，我国修改国家标准，将食盐加碘浓度从40毫克/千克调整为(35±15)毫克/千克。

世界卫生组织(WHO)推荐的成年人每日碘摄入量为150微克。碘与甲状腺肿的患病率呈现"U"形曲线，即当碘缺乏时，患病率增加（低碘性甲状腺肿）；随着摄碘率的增加，甲状腺肿的患病率逐渐下降，达5%以下（即"U"的低端）；如果摄碘量继续增加，甲状腺肿的患病率又将回升，部分学者称之为"高碘性甲状腺肿"。因此，补碘应适量。

食盐加碘应当根据地区的自然碘环境有区别地推行，并要定期检测居民的尿碘水平，碘充足和碘过量地区应当使用无碘食盐，具有甲状腺疾病遗传背景或潜在甲状腺疾病的个人可以不食用碘盐。

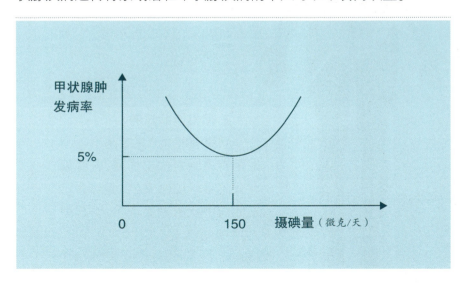

甲亢，未必病在甲状腺

体内甲状腺激素水平过高，会导致甲亢。除了甲状腺出现问题导致激素水平异常外，还有很多病因可以左右身体内甲状腺激素水平，根据这些病因我们可以给甲亢这个家族做出大概的分类。

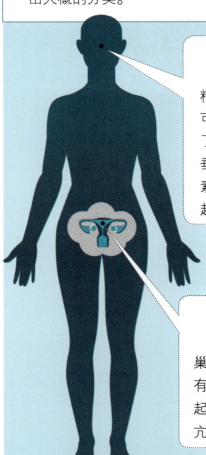

1. 垂体性甲亢

垂体可以分泌促甲状腺激素，精细调节身体内甲状腺激素水平，可谓劳苦功高。如果垂体出问题了，甲状腺激素水平也会不稳定。垂体就会分泌过多的促甲状腺激素，导致甲状腺激素大量分泌而引起甲亢。

2. 卵巢甲状腺肿

卵巢有时也"多管闲事"，卵巢里有畸胎瘤或皮样瘤，这些瘤有分泌甲状腺激素的功能，会引起体内甲状腺激素增多，引起甲亢，但比较少见。

3. 其他原因

有时候为了治疗甲减等疾病,用了很多甲状腺激素治疗,反而引起甲亢;或者甲状腺有了炎症,使甲状腺的组织结构受到破坏,甲状腺激素大量溢出来,引起甲亢,这就像仓库的墙倒了,所有储存的产品都散落出来一样。

了解了以上甲亢的类型我们便明白,与其说甲亢是一种疾病,不如说它像一种症状。对不同类型的甲亢,不能用同一种治疗方法。因人而异,因病施治,找到甲亢的病因后进行综合治疗,才能真正药到病除。

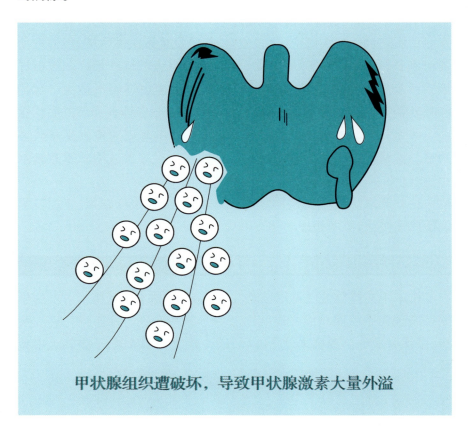

甲状腺组织遭破坏,导致甲状腺激素大量外溢

甲减，甲亢的变脸

甲亢变成甲减的情况，可能有两方面的原因。一是甲亢治疗后产生了逆反症状，二是患者患的是桥本甲亢。

治疗引起的甲减

治疗甲亢，可选择口服药物、放射性碘和手术三种方式，各有优缺点。口服药物适用人群广，比较安全，不会发生永久性甲减，但治疗所需时间长，治愈率在 60%～70% 之间，复发患者需继续治疗。放射性碘治疗和手术治愈率可达 90%，复发率低，但放射性碘不适用于孕妇和哺乳期妇女。手术对甲状腺的大小有要求，一般伴有结节的甲状腺适合手术切除。放射碘治疗和手术皆有 10% 的患者可能发生永久性甲减。这可能是因为甲状腺组织破坏或减少过多导致甲状腺激素水平过低。

这就要求患者坚持定期复查，不仅可以评估治疗结果，还能及早发现病情变化，早做处理。

先亢进后减退的桥本甲状腺炎

桥本甲亢是指慢性淋巴细胞性甲状腺炎（桥本甲状腺炎），发病早期可表现为甲状腺功能亢进状态。由于这种病是一种自身免疫性疾病，甲状腺遭到自身抗体攻击破坏，最终导致功能减退，于是转为甲减状态。

老年甲亢很淡漠

如果说典型亢进症状是甲亢的"A面",那么不典型的淡漠型甲亢,可以说是甲亢的"B面",病人常表现为抑郁淡漠、明显消瘦、食欲下降,有时还会伴发心脏病。淡漠型甲亢发病隐匿,易被漏诊、误诊。

老年甲亢患者,通常很淡漠

淡漠型甲亢极易侵袭老年人,可能是由于老年患者交感神经对甲状腺激素不敏感,但增高的甲状腺素使脑细胞对儿茶酚胺敏感性增加,导致脑细胞代谢亢进,容易"劳累过度",进而脑细胞缺氧和营养不良,故出现抑郁淡漠、少言少动、神志模糊,甚至昏迷,容易被误诊为精神、神经系统疾病。

老年甲亢患者常合并胃酸缺乏、多种维生素缺乏及萎缩性胃炎等,加之较多基础疾病致胃肠功能不良,所以甲亢高代谢状态通常不能引起食欲的增加,多数表现为食欲减退或无变化。但甲状腺素促进胃肠蠕动,多有腹泻,致消瘦更明显,常当成恶性疾病反复检查。

淡漠甲亢,警惕伴发心脏病

淡漠型甲亢除了上述"淡漠"表现外,还有的因甲状腺素作用于心脏而伴发甲亢性心脏病,如心律紊乱和心力衰竭,不少患者合并心绞痛,甚至心肌梗死,本身已有冠心病、心绞痛的患者更不易引起重视。

所以,当老年人发生精神状态异常、不明原因的心脏不适、消瘦明显、食欲减退、腹泻等症状时,应尽快到医院就诊,进行甲状腺功能检查。确诊后及早采取口服抗甲状腺药物治疗或放射性碘治疗,以防止发生甲亢危象。

什么叫甲亢危象

甲亢危象是指甲亢病情突然加重的现象，相当于冠心病急性发作。甲亢危象的病死率可达50%，非常凶险！

甲亢危象也不是什么时候都会出现，它总会有一些诱发因素。最常见的诱发因素就是感染，特别是呼吸道感染。所以，甲亢患者一定要注意预防呼吸道感染，特别是北方的患者。当出现感冒发烧时就得加倍小心，别发展成肺炎、支气管炎。另外，手术、精神刺激、过度劳累、心脑血管疾病、分娩甚至饥饿，都是甲亢危象的诱发因素。精神因素一定不能轻视，这在生活中非常常见。本来甲亢患者的情绪波动就很大，如果生活中受了情绪刺激，则很容易引起甲亢危象，患者及其家属一定要注意。

发生甲亢危象时，患者常常会出现高热、大汗、心动过速、呕吐、腹泻甚至昏迷，除了这些表象，它更大的危害是引起脏器功能衰竭、内分泌功能严重紊乱、甲状腺激素水平升高等，在这些危机协同作用下，如果救治不及时，身体很难自行调整过来。所以，一旦发生甲亢危象，应马上就医，尽快治疗，患者平时也要注意，避免诱发因素，这是作为患者能主动控制甲亢危象的唯一招数。

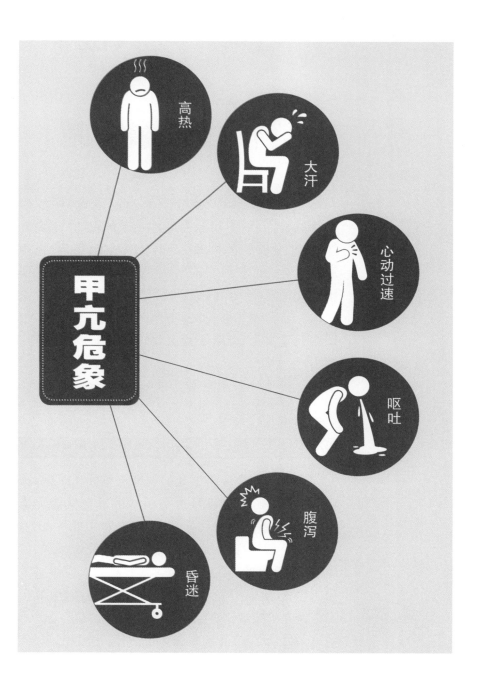

为什么会患甲减

与甲亢相反，甲减就是一些病因造成了甲状腺功能减退，导致甲状腺激素水平下降，人体代谢降低，从而出现畏寒、怕冷、乏力、便秘、懒动、浮肿、声音嘶哑等症状。另外，甲状腺功能减退症患者的血脂往往升高，冠心病的风险会增大。因为甲状腺激素本身还有调节生长发育的作用，所以一旦甲减出现在儿童身上，就会引起儿童呆小症，表现为身材矮小、智力低下。

甲状腺分泌激素减少的背后有什么隐情呢？这就不得不提以下几大"元凶"了。

"凶手"一：先天性疾病

起病于胎儿或新生儿的甲减被称为呆小病，很难被察觉，孩子的智力水平和体格发育都会受影响，其结果就是身材明显矮小、智力水平低下，不像普通孩子般活蹦乱跳，取而代之的是表情呆钝、唇厚流涎、舌大外伸的特殊面容。引起先天性甲减的原因很多，9％由甲状腺发育不全或异位引起，其余91％为先天酶缺陷导致甲状腺激素合成不足。呆小病的背后"元凶"可能是先天性遗传，也可能是母亲怀孕时接受放射治疗,或患有自身免疫性疾病,或摄入丙基硫氧嘧啶、甲巯咪唑、碘化物等抗甲状腺药物。如果胎儿早期促甲状腺激素(TSH)分泌减少,胚胎期甲状腺停留在舌根部或异位在喉头前、胸腔内或气管内,也会造成先天性甲减。

"凶手"二:慢性淋巴细胞性甲状腺炎(简称"慢甲炎")

得了慢甲炎,本来就够不幸的,如果没有治疗好,倒霉的还在后面。慢甲炎是引起甲减的最大的幕后"凶手"。由于炎症引起甲状腺滤泡结构破坏,生成的甲状腺激素越来越少,就会出现甲状腺功能减退的表现。

"凶手"三:甲状腺破坏性治疗

这个"凶手"的手段比较好理解。甲状腺手术或放射性碘常用于治疗甲亢,通过减少甲状腺分泌激素,帮助患者走出甲亢的阴影。可是物极必反,如果治疗过头了,就可能造成甲状腺分泌激素减少,引起甲减。一句话:舍得了孩子,套着了狼,但自己也被啃掉一块肉。

其他"凶手"

还有一些"凶手"虽不常见,也有可能暗地里"下刀子"。比如甲状腺癌、缺碘或碘过量、甲状腺萎缩、一些药物不当使用等,也可能造成甲减。

所以说,坏消息是甲减"凶手"为数众多,防不胜防,而且得了甲减,一时半刻很难发现;好消息是我们不必过分担心,目前甲减治疗已经非常成熟,经过恰当治疗,大多数甲减患者都会和正常人无异,生活质量不受影响,寿命上也并无区别。

老人"痴呆"了,先排除甲减

甲减是甲状腺激素合成和分泌减少所致的一种内分泌疾病。甲减可发生于任何年龄,但其发病率随着年龄的增长而增加。老年人患上甲减,多表现畏寒、乏力、嗜睡、动作缓慢、反应迟钝、毛发稀疏、精神抑郁、声音低沉、吐字欠清、言语缓慢。病情严重者可表现出貌似痴呆现象,实际上,这是真抑郁假痴呆。

所以,当老人出现上述表现,到医院检查排除老年痴呆症的可能后,不妨也给甲状腺做个检查。因为,这种情况很可能是老人的甲状腺出了问题,不要被假象所迷惑,以免贻误治疗。

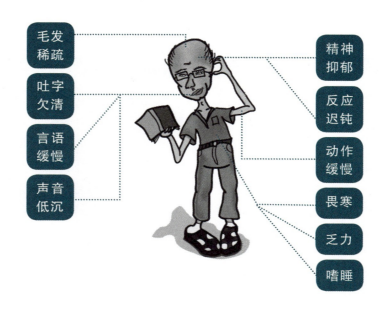

什么叫甲减危象

前面提到过,甲亢患者最怕出现的就是甲亢危象,这是要命的症状,死亡率很高。对于甲亢的"同胞兄弟"——甲减,同样有致命的情况,就是当病情极其严重时会出现甲减危象,也称为黏液性水肿昏迷。

甲减病情严重的患者,在天气寒冷的时候可能突然发病,诱因常是严重的全身性疾病、甲状腺素替代治疗中断、寒冷、手术、麻醉或使用镇静药物等。患者常表现为体温降低,常常低于35摄氏度,还出现嗜睡、呼吸缓慢、心动过缓、血压下降、四肢肌肉松弛、反射减弱或消失,甚至出现昏迷和休克,危及患者的生命。

因此,甲减患者千万要注意保暖。一旦发病,必须马上送医院治疗。

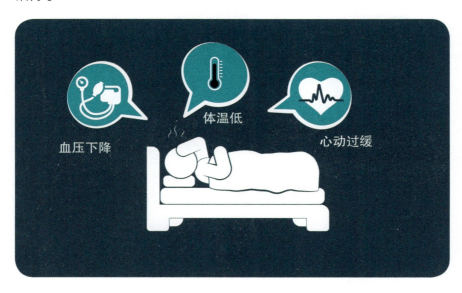

"重女轻男"的甲状腺癌

甲状腺癌有重女轻男的特点,女性患甲状腺癌的概率是男性的3.4倍。经研究,女性从15岁开始,发病率上升较为明显,至45～55岁发病率达到高峰,此后发病率又明显下降;而男性发病呈缓慢上升,大于70岁的人群呈发病高峰。因此,15～45岁的女性要小心,她们是甲状腺癌的高危人群。

女性可以经常进行颈前部自查。平时可以对着镜子,头稍后仰,观察颈部气管旁有没有肿大,有无随吞咽动作而上下活动;还可以用手触摸该处有没有明显的包块。一旦发现可疑硬结,应及早就诊。

如果发现颈部有逐渐增大的无痛性肿块,或者出现不同程度声音嘶哑、发音困难或吞咽困难时,尽早到医院做甲腺功能检查和甲状腺B超检查。

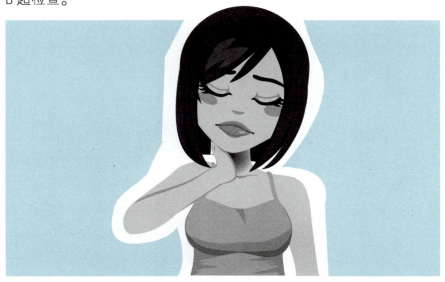

留意"肿""生""哑"，早期发现儿童甲状腺癌

甲状腺肿块有良恶

儿童甲状腺癌早期无特殊临床表现，很少有患儿感到不适。一旦发现，部分已有颈部淋巴结转移，或肺、骨等远处转移。

对家长来说，要及早发现儿童甲状腺癌，不妨记住"肿""生""哑"三个关键字：肿，小孩颈部有没有肿块；生，肿块是否在生长；哑，是否伴有声音嘶哑、吞咽不适等。

虽然儿童患者甲状腺肿块的恶性比例明显高于成人，但并非所有的甲状腺肿块都是恶性的。一般而言，甲状腺良性结节没有声音嘶哑、吞咽困难等不适，多数为多发性，生长缓慢或无明显生长，触摸时质地偏软，甲状腺B超检查肿块边界清楚，纵横比正常，有较好的弹性度，无颈部淋巴结肿大，无声带瘫痪表现。甲状腺癌则可有声音嘶哑、呼吸困难、吞咽困难等。若家族中还有成员有甲状腺癌病史，更应提防甲状腺癌，须及时至医院检查。

诊断首选甲状腺 B 超

目前,临床上有关甲状腺肿块性质的术前辅助诊断手段主要有:

1. 甲状腺 B 超检查。为临床首选检查手段,是一种无创伤性的手段,可初步确定肿块良恶性。目前临床上对一个经验丰富的 B 超医生来说,其甲状腺癌的诊断正确率已接近 80%。最近几年开展的甲状腺超声造影检查,对甲状腺肿块性质诊断的准确率已达 90% 左右,很受临床医生欢迎。

2. 放射性核素检查。为无创伤性检查。甲状腺内的结节在核素扫描时可表现为"热""温""凉""冷"四种结节图像,甲状腺恶性肿瘤的结节可表现为"冷""凉"或"温"性结节,以"冷结节"较为常见。但该检查总的说来特异性较差,准确率不足 30%,远低于 B 超等检查,且对儿童来说,考虑到放射线伤害之故,不做常规推荐。

3. CT、MRI 检查。也是无创性检查,可以清楚显示肿瘤大小、边界,与血管、喉、气管、食管的关系及颈部淋巴结转移情况,对肿瘤良恶性有一定的提示作用,为术前常规检查,但不能确定肿瘤性质。

4. 细针抽吸细胞学检查。这是一种有创性的检查手段,一般不会引起癌细胞扩散,其诊断正确率可达 80%。但对儿童来说需进行全麻,故一般不予推荐。

5. PET-CT。可确定肿瘤良恶性,其准确率达 95% 以上,也是无创性检查,但费用高,且为放射线检查,一般不轻易施行。

总结一下,要诊断儿童甲状腺癌,首选甲状腺 B 超,然后是 CT 和 MRI,在上述检查无法获得理想结果时,可以选择细针抽吸和 PET-CT。

经典答疑

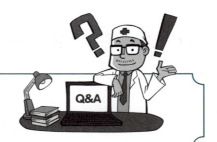

◆ 甲亢会遗传吗?

问：在生活中，常见到甲亢患者的子女有的仍会得甲亢，请问甲亢是一种遗传病吗？

答：研究发现，甲亢并非遗传病，也不是传染病，可是它和遗传有密切关系，特别是最常见的甲亢类型——毒性弥漫性甲状腺肿。遗传病是指可以通过染色体一代一代传下去的疾病。父母有甲亢，子女患甲亢的概率也大些，但是否患病，外界的诱发因素不可忽视。如毒性弥漫性甲状腺肿的诱因有：感冒、扁桃体炎等感染、碘摄入过多（如大量吃海带等）、精神紧张或忧虑、过度疲劳（如工作太久、运动过量、重体力活等）、怀孕，以及服用一些能诱发甲亢的药物如乙胺碘呋酮等。

只要有效控制诱发因素，患病的概率将大大降低，因此，甲亢患者不必过分担心自己的疾病继续影响下一代。

◆ "大脖子"就是甲亢吗？

问：请问"大脖子"就是甲亢吗？如果脖子不粗基本上就不是甲亢，可以这样来辨别吗？

答：事实上，有的甲亢患者可能会有"大脖子"的表现，而少数却没有。有些地区的人因为饮食中缺碘也会引起甲状腺肿大，甚至是巨型肿大，但却不是甲亢。

此外，也不能根据脖子肿大的程度来判断甲亢病情轻重。也就是说，有人脖子未必很肿大，甲亢病情却可能很严重；而脖子肿大严重，甲亢病情却可能比较轻。

有些"大脖子"的甲亢患者，非常介意自己外形的改变，从而想尽办法想遮挡掩饰。这会加重患者的心理负担。在治疗过程中，精神压力对疗效会产生不利影响，因此，建议患者放松心情。其实，周围的人未必会关注你脖子的大小。

◆ 甲状腺结节 = 肿瘤？

问：我在例行体检中，被告知患了甲状腺结节，请问甲状腺结节就是甲状腺癌吗？

答：甲状腺结节并不能等同于甲状腺恶性肿瘤。常见的良性甲状腺结节主要有结节性甲状腺肿、甲状腺腺瘤；而恶性的甲状腺结节主要是指甲状腺癌，但其发生率仅占甲状腺结节的1%～5%。

一般来讲，从年龄来看，儿童期单发的甲状腺结节有50%为恶性；青年男性单发结节的恶性率虽没有那么高，但也应当警惕恶性的可能。

从甲状腺的质地来看，报告为实性的结节、短时间发展较快、发生气管压迫而引起呼吸困难，或压迫喉返神经导致声音嘶哑时，考虑恶性的可能性较大。如果医生查体发现甲状腺结节形态不规则，质地比较硬，吞咽时上下活动度差、比较固定，或病变部位同侧有质硬、肿大的淋巴结时，则更应警惕恶性的可能。

小结

甲状腺虽小，却是人体至关重要的器官，它分泌的甲状腺激素是我们赖以生存的物质。碘是甲状腺制造甲状腺激素的原料，过量摄入与摄入不足都会引起甲状腺疾病。

甲状腺疾病大致可分为三种类型，分别是功能异常、发炎和出现肿大肿块等。其中，功能异常和出现肿块的发生率比较高。甲状腺功能异常包括功能亢进（甲亢；代表：Graves病）和功能减退（甲减；代表：桥本病），甲状腺肿大肿块包括弥漫性肿大和肿块（结节、肿瘤）。甲状腺肿瘤的发生概率很小，绝大多数肿块都是良性的。统计数据显示，甲状腺疾病的女性患者远比男性要多。对于这种现象的原因，尚无明确定论。

甲状腺病变是人体常见的疾病，随着现代人生活方式的改变和压力增大，其发病率明显升高。目前检查手段进步，人们定期体检的意识也增强，甲状腺疾病的检出率也有所升高。甲状腺疾病早发现、早诊治，一般能取得比较好的疗效。

得了甲状腺疾病,怎么办

治疗篇

PART 1 ▶
治甲亢，有"三剑客"

甲亢有很多类型，不同类型的患者，所接受的治疗手段区别很大。比如患甲状腺癌的患者，也有甲亢症状，但若仅仅按照甲亢症状来治疗，就会贻误病情。所以，有甲亢症状的人还是要仔细检查，确定病因在哪里，然后对因治疗。

就目前来说，90%以上的患者得的都是毒性弥漫性甲状腺肿。对毒性弥漫性甲状腺肿的治疗思路很清晰：使功能亢进的甲状腺组织恢复正常，降低血中过高的甲状腺激素水平，控制高代谢症状，促进免疫功能的恢复。

这类患者目前的主要治疗手段有三种：药物治疗、放射性同位素治疗和手术治疗，俗称治甲亢的"三剑客"。

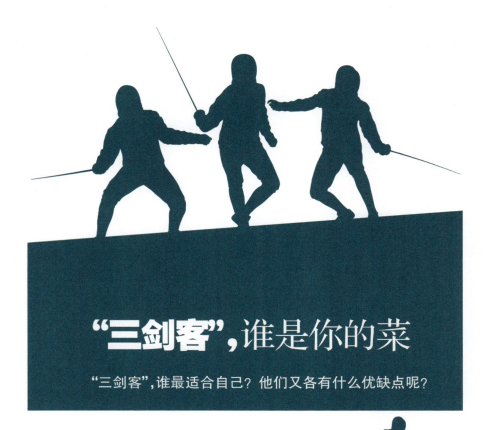

"三剑客",谁是你的菜

"三剑客",谁最适合自己?他们又各有什么优缺点呢?

药物治疗

解析:指应用一些抗甲状腺药物来抑制甲状腺激素的形成、改善免疫异常,减轻甲状腺毒症等,从而来缓解甲亢症状。常用药物有咪唑类和硫氧嘧啶类,代表药物分别为甲巯咪唑(又称"他巴唑")和丙基硫氧嘧啶(又称"丙硫")。其优点在于作用比较温和,适用人群广,治疗过程中能及时调整药量,不会引起永久性甲减。缺点是治疗时程长,通常需规范服药治疗1～2年;另外,可能出现药物过敏,肝、肾、造血系统的损害,治疗期间需经常化验检查;停药或减量时,甲亢可能会复发。

适合患者: 病情较轻和甲状腺肿大轻至中度的患者,20岁以下的青少年、老人或孕妇,有严重的心、肝、肾疾病不能做手术者,不适合放射性同位素的患者,药物治疗可以作为手术前期和同位素治疗的辅助治疗。

禁忌患者: 经医生评估认为不适合药物治疗的患者。

缺点: 服药时间长,通常需要两三年时间,其间需与医生保持联系,以调整药物种类和剂量。需要较大的耐心,患者常难以坚持。

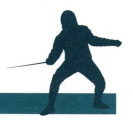

放射性同位素治疗

解析: 指服用碘-131(^{131}I),使功能亢进的甲状腺组织减少,又称为"不流血的手术"。其优点是治疗方法简便,见效快,复发率低。缺点在于容易"矫枉过正",因损伤过多甲状腺组织可发生甲减。

适合患者: Graves甲亢,对抗甲亢药物使用效果差、过敏,伴有白细胞减少、肝功能损害等,有心、肝、肾等疾病不能手术,有高功能结节等患者。

禁忌患者: 妊娠和哺乳期妇女。

缺点: 碘-131的剂量应该个体化计算,剂量过大或过小都不可,容易使患者面临永久性甲减或复发的危险。

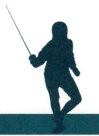

手术治疗

解析：指通过手术方式切除部分或全部甲状腺来治疗甲亢的方法。优点是一次手术即可获得明显疗效。在20世纪70年代，甲亢治疗以手术为主，不过，目前医学界并不十分主张。一是因为手术有创伤，术后会留瘢痕；二是手术有风险，可能损伤喉返神经影响说话，也可能损伤甲状旁腺导致钙代谢异常；三是切除的甲状腺组织难以准确掌握，切少了易复发，切多了术后会出现甲减。

适合患者：中重度甲亢、服药效果差的患者；复发的患者；结节性甲状腺肿伴有甲亢的患者；甲状腺肿大严重、产生压迫症状的患者。

禁忌患者：中度突眼的患者、妊娠期患者、合并重大疾病的患者。

缺点：对于切除组织需要经过仔细评估，以防切得过多导致永久性甲减，切除过少导致复发；对机体有创伤，体表会留瘢痕。

一般来说，症状比较轻的患者以药物控制为主，中度的患者以放射性同位素治疗为主，重度患者也可考虑手术。当然，具体选择哪种治疗手段，还得根据医生的建议和患者的意愿决定。

明明白白吃药

如果自己的情况符合用药治疗,那我们接下来就得搞明白自己吃的药物的"真面目"。治疗甲亢的药物有很多种,主要分为主药和辅药两大类。这里简单介绍一下。

主药简介

1. 硫脲类(如丙基硫氧嘧啶、甲基硫氧嘧啶)和咪唑类(如甲巯基咪唑、卡比马唑)

这两类药是目前使用最广的药物,它们的作用很相似,既能抑制甲状腺激素的生成,又可以改善免疫监控的功能,对甲亢的长期缓解帮助非常大。丙基硫氧嘧啶还可以使体内 T_4 转换成 T_3,可作为重症甲亢和甲亢危象的首选药。

2. 碘化物(包括复方碘液及碘化钠)

这种药物常用于甲亢危象,能抑制甲状腺素的释放,迅速减轻甲状腺毒症。

3. 碳酸锂

主要用于甲亢合并白细胞减少的患者及碘 -131 治疗前的准备,不良反应有精神抑郁,对肾小管也有损害,使用时要严格按照说明使用剂量来执行。

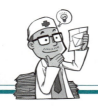

辅药简介

抗甲状腺药物因为显效较慢,所以患者在治疗初期和减量期仍然会出现甲亢症状。这时候,需要应用一些辅助药物,常用的有:

1. 治疗心脏病症状的药物

一般在药物治疗初期和抗甲状腺药物同时应用,如普萘洛尔等,可以缓解心悸、心动过度、精神紧张、多汗等症状,但是心率过慢或妊娠期甲亢应禁用。

2. 甲状腺片或优甲乐

一般用于药物减量阶段和维持阶段,这时患者可能出现甲减症状,可避免甲状腺肿和突眼加重,在结束维持阶段停服咪唑类和硫脲类药物后再应用这些药物可以有效减少甲亢复发。

3. 糖皮质激素

如泼尼松和地塞米松。其中泼尼松主要用于缓解重症甲亢症状,缓解严重的并发症和药物不良反应。地塞米松主要用于甲状腺肿大明显的甲亢,皮肤黏液性水肿的甲亢也常用此类药物。

4. 镇静剂

如地西泮等,可用于缓解患者紧张、焦虑、失眠。

5. 其他药物

常用的辅助药物还有维生素 B_4、维生素 B_1、复合维生素 B、三磷酸腺苷、肌酐等。

规规矩矩复查

很多医生开了处方,告诉患者回家就按照这个剂量去吃,过段时间再到医院复查,再根据治疗反应制订下一方案。结果呢?很多患者回到家一成不变地长期服用,也不去医院了,怕排队、怕医生"黑"他、怕多用钱,反正药物在药店也能买到,还可能比医院便宜呢。结果因为长期大剂量服用药物造成甲减。所以说,对于甲亢治疗,一定要树立一种心态:积极面对、遵照医嘱定期复查。

甲亢的治疗是个长期的过程,任何想在短时间将它治愈的想法都不现实,而且在治疗过程中,还可能出现症状反复的情况。倘若不理解长期规范治疗的真正意义,总是以自己的第一感觉为主,这对治愈甲亢非常不利。

患者最常犯的错误就是症状轻的时候就感觉病好了,自行停药,结果停药没多久就犯病了,而且还会更严重。还有的患者病情一直没特别大的改善,就自己随意增加药物剂量,以为吃得多病就会好得快,最终很可能病没治好,还引起药物不良反应,欲速则不达。

最合理的用药方案是医生在与患者通过沟通后,根据患者的实际情况制定阶段性用药,这样才能最快改善病情,而患者需要做的就是理解医生的用药方案并能执行下去。在出现其他意外情况如并发症时,也要及时与医生沟通,调整用药方案。

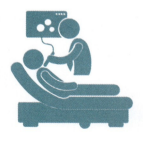

药物不良反应早知道

抗甲状腺药物的不良反应很常见,几乎可发生在用药期间的任何时候。最常见的不良反应有以下几种。

1. 白细胞减少

常发生在用药1～3个月,当然,其他时候也可能发生。所以,在治疗阶段每2周左右检查一次血白细胞计数和分类,如果出现白细胞或中性粒细胞总数明显下降的情况,应停药观察,并采取措施将白细胞升上去,平时可以用维生素B_4、升白胺、利血生等升白细胞药物预防。如果患者的中性粒细胞低于1.0×10^9/升,要立即抢救。

2. 药疹

通常不严重,用些抗过敏药物就可以缓解;如果很严重,则应停药并加用激素治疗。

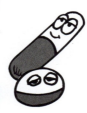

3. 药物性甲状腺功能减退

有时过量的药物可能导致甲状腺功能减退,马上减药或停药就会使之恢复,严重时可使用甲状腺制剂。

4. 精神问题

如服用碳酸锂会导致患者精神抑郁。此外,疾病长期难愈对于患者来说也是一种较大的心理负担,若不注意纾解,容易导致焦虑、烦躁等精神方面的问题。

对于这些情况,患者有时难以察觉,从而贻误病情。所以,定期复诊的其中一个重要意义也在于此——早期发现,就能早期处理,也就能更顺利地完成治疗。

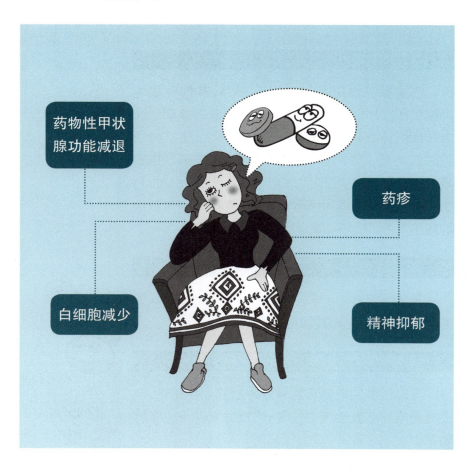

治甲亢，别怕放射性碘

治疗甲亢的放射性碘，是指碘-131衰变发射的β射线可杀伤一部分甲状腺细胞，使甲状腺缩小，因此，对甲亢具有很好的治疗作用。用放射性碘治疗甲亢，至今已有70多年的历史。总的来说，放射性碘治疗甲亢有以下三个优点。

安全

甲状腺具有聚集碘的功能，人体摄入的碘绝大多数被甲状腺摄取。这一特性使放射性碘不至于在体内到处"乱窜"，而是直接作用于甲状腺，靶向准确。其次，放射性碘衰变发射的β射线最大射程仅为2.2毫米，主要作用于甲状腺组织，"误伤"甲状腺周围组织及器官的概率很小，因此既有效又安全，被誉为"不开刀的手术治疗"。

有效

医生通过检查甲状腺摄碘功能、测定甲状腺大小和评估患者病情，对患者的治疗剂量进行"私人订制"，口服1次治愈率为50%～80%。少数患者需要进行2次治疗，即可痊愈。当然，由于个体差异的存在，极个别患者可能需要3～4次治疗。

根治

放射性碘通过β射线直接破坏甲状腺细胞，减少甲状腺激素的生产，根治率高，一般来说，复发概率仅为1%～4%。

综上所述，治疗甲亢，碘-131是简便有效、安全可靠的方法，甲亢患者千万不要被"放射性"所吓住。

放射性碘治疗甲亢不会致癌

很多人,一听说"放射性"就担心辐射致癌,对于放射性碘治疗甲亢也心存"致癌"疑虑。其实这大可不必。

放射性碘治疗甲亢始于1943年,已经过70多年的临床使用。数据显示,使用放射性碘治疗甲亢的患者,白血病和甲状腺癌的发生率与这两种疾病的自然发生率相比,并没有增高。还有一组数据表明,放射性碘治疗组22732例,甲状腺癌的发生率为0.5%,外科手术组11732例,为0.5%,甲状腺药物组1238例,为0.3%。大量资料表明,放射性碘治疗甲亢不会致癌。

在国内,用放射性碘治疗甲亢大概会有15%~30%的甲减发生率。在国外,因为患者喝的都是大剂量药水,是我们剂量的两三倍,所以会有60%~70%的概率出现甲减。他们的观念是变成甲减之后就相当于把甲亢治好了,然后再治甲减。治甲减相对简单,只需补充甲状腺素就可以了。

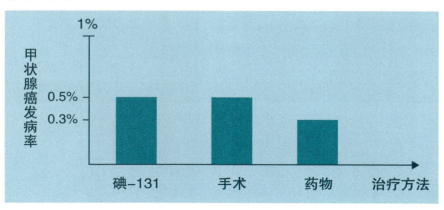

放射性碘治疗的"前规则"

放射性碘治疗非常简便,但是,患者接受放射性碘治疗并非简单服一两次药那么简单,在应用这种治疗前必须要做一些准备。

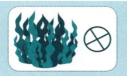
1. 在治疗前 2～4 周要避免使用含碘的药物和食物,如海带、紫菜等。

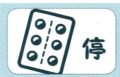
2. 之前应用药物治疗的患者应停药一周左右,丙硫类适当延长。病情严重者可在治疗前 3 天停药。

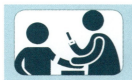
3. 治疗前需做详细的血、尿及心脏等检查,评估是否适宜做放射性碘治疗。

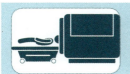
4. 配合医生做甲状腺摄碘 -131 率和甲状腺扫描或 B 超,以方便医生详细计算所需要的碘剂量。

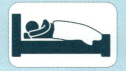
5. 进行放射性治疗前后几天应注意休息,避免剧烈运动。

碘-131,
不是想买就能买

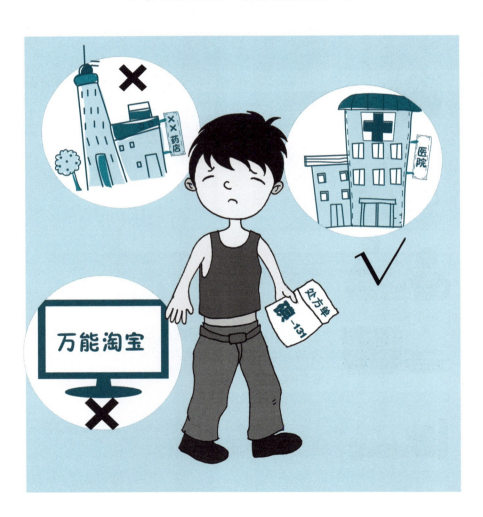

放射性碘属于特殊药品，需要经公安、环保、卫生防疫、药政管理等多个部门认可的单位才能经营和使用，而且在使用过程中，还有许多规章制度需要遵守，因此一般的药房是不具备售卖资格的。可是现在电子商务繁荣，某些不法分子在网络上瞒天过海地非法售卖放射性碘。如果患者不明就里，擅自买来服用，后果可能不堪设想。

首先，国家规定，口服或注射放射性药物的场所必须获得"放射性药品使用许可证"，而且放射性药物不能随意搬动和转移，这是为了保证人民群众的生命安全。

其次，使用放射性药物的单位，必须获得放射性药品使用许可证，如医院的核医学科；操作人员也必须具备核医学医生或技术员资格。普通的医疗部门，如诊所、卫生院等不具备此项资格，因此并不能提供放射性药物的治疗服务。

再次，并非所有的甲亢患者都适用于放射性碘的治疗。即使可以使用放射性碘，不同患者需要的剂量也不同，不做充分的检查和准备而盲目使用，可能导致严重的后果。

最后，使用放射性碘治疗后，还需要定期复查，评估疗效，监测不良反应，而这，也必须到医院才能有效实现。

所以，放射性碘不能代买，不能邮寄，不能带药回家服用，也不要期待能有送药上门服务。需要接受放射性碘治疗的患者，还是到具有资质的医院进行吧，切莫听信不良宣传，以免误人误己。

放射性碘治疗的"善后工作"

确定了可以应用放射性碘治疗，对患者来说是件喜事，因为几个月之后，大多数患者会迎来痊愈。但是这几个月也是患者最要小心的时期，稍有不当，很可能使恢复陷入尴尬的境地，甚至带来一些副作用。那么，有哪些治疗的后续问题值得注意呢？

1. 口服碘-131后2小时方可进食，2周内禁用碘剂、溴剂、抗甲状腺药物。

2. 口服碘-131后最初几天可能有喉部发痒、疼痛等症状，应卧床休息，避免剧烈活动。避免挤压、触摸甲状腺部位。

3. 注意自己和家人的放射卫生防护，最好能住单人间或单人床，治疗1周内不要拥抱婴幼儿，也不要与家属近距离密切接触，尽量保持2~3米的距离。

4. 单独使用生活用品及个人卫生用品，并单独清洗和存放。大小便后，应用大量清水冲洗便池，防止污染便池以外的地方和物品。

5. 定期随访。口服碘-131后应进行至少3次随访复查，时间分别为第1、3、4~6个月，以评估疗效和及早发现甲减倾向。一旦出现甲减症状，应及时到医院就诊。

6. 少数患者会出现心律失常、恶心、腹泻、白细胞减少、厌食等不良反应，如果严重，应立即到医院就诊。

7. 育龄妇女半年后再怀孕，男性患者3个月内禁生育。

碘-131 治疗后，抗体为何反而升高了

在甲亢治疗过程中，有些患者会出现抗体增高的现象，而且部分人在治疗后比治疗前更高，难道说是治疗无效？

甲亢患者进行碘-131治疗时，放射性碘进入甲状腺组织，在甲状腺细胞内滞留，通过射线的辐射作用，使部分甲状腺组织受到损伤和破坏，从而使甲状腺功能下降，达到治疗目的。在此过程中会出现如下反应：

1. 碘-131的作用，部分甲状腺细胞在射线生物效应的作用下，细胞的完整性受到破坏，细胞内容物如甲状腺球蛋白、甲状腺过氧化物酶等释放到血液中。

2. 部分坏死的细胞裂解，其含有膜受体的细胞碎片也会进入血液中。

3. 对于机体的免疫系统而言，这些虽说是来自于自身甲状腺组织的细胞碎片和细胞内容物，在正常生理情况下含量是极微量或没有的，但一旦出现含量升高，就会被视为外源性生物成分或异种蛋白，即免疫刺激物——抗原。针对这些自身抗原，就会产生大量抗体。

以上情况表明，由于有碘-131治疗所导致的

甲状腺组织细胞的破坏，而且坏死的细胞组织成分进入血液，才产生了相应的抗体，这是机体正常的免疫反应而已。

也可以认为，碘-131治疗后抗甲状腺自身抗体的升高是治疗有效的标志。因为从其产生机制证实了有甲状腺组织的破坏，表明治疗已有了初步疗效。

甲亢碘-131治疗后，出现自身抗体升高的发生率为30%~80%。

有些患者没有出现抗体增高，主要原因是自身免疫反应的个体差异。临床上甲状腺自身抗体升高出现的时间大多在碘-131治疗后的早期，以后逐渐下降，一般在1年以后恢复正常水平。因此出现这种情况，在治疗上无须特殊处理，患者只要定期复查就可以了。若甲状腺自身抗体呈持续性升高，则提示今后发生甲状腺机能减退的概率要高。

我们建议碘-131治疗前一定要检测抗甲状腺自身抗体，如TSH受体抗体（TRAb）、甲状腺过氧化物酶抗体（TPOAb）、甲状腺微粒体抗体（TMAb）、甲状腺球蛋白抗体（TGAb）等。如果检测结果为阳性，碘-131治疗时宜适当减少用药剂量。

手术有什么风险

治疗甲亢,最早多运用手术治疗。其实非特殊情况下,手术并非首选,不过对于甲状腺肿大压迫症状严重、结节性甲状腺肿大伴甲亢的患者来说,手术切除治疗是很好的选择。此外,对于不适宜使用抗甲状腺药物治疗和放射性碘治疗的患者,也可以根据自己的情况选择手术治疗。

手术治疗的理想状态是切除掉肿大的部分甲状腺组织来治疗甲亢,还要保留足够多的甲状腺组织来预防甲减,而且对外观没有影响。但实际上,在治疗过程中很难掌握这个尺度,切得过多,易导致甲减,而切除过少,又可能导致甲亢复发,采用手术治疗的患者应该有这个心理准备。

对于女性患者普遍较关注的术后瘢痕问题,目前一般在颈部下边缘沿皮肤的纹理开刀,只要不是瘢痕体质的患者,伤口愈合后瘢痕不会很明显。

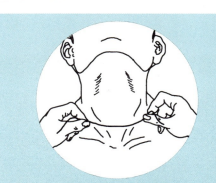

甲状腺手术切口示意

其他类型甲亢的治疗

传统的治疗主要是针对毒性弥漫性甲状腺肿（Graves 甲亢），如果患者的甲亢是其他原因引起的，那么我们之前讲的治疗手段还适用吗？在疾病的治疗上，对症治疗往往不能从根本上解除患者的病痛，唯有从源头解决问题，才能真正达到治愈的目的。

从我们对甲亢类型的介绍中就可以看出，甲亢分为很多种，面临不同类型的甲亢，应该采取不同的针对手段。

垂体性甲亢

有的甲亢是由于患者大脑里的垂体有了毛病，对甲状腺"瞎指挥"，造成甲状腺分泌激素过多，最常见的原因就是垂体肿瘤。所以，针对这种甲亢就要先用抗甲状腺药物控制症状，然后根据情况采用垂体手术治疗或放射治疗。

碘甲亢

在缺碘的地区，采用碘化物来防止地方性甲状腺肿之后会引起部分人发生甲亢，长期服用含碘药物也可能引起。一般患者病情较轻，很少有突眼，但心血管症状和神经症状出现较早。这种甲亢就要以预防为主，首先要停用含碘高的药物和食物，并应用普萘洛尔等药物，也可以应用抗甲状腺药物或手术切除，但不能用放射性碘治疗。

甲状腺癌引起的甲亢

治疗方法以手术切除为主,并且在术前应对甲亢症状进行针对性控制。

甲状腺炎引起的甲亢

如果是亚急性甲状腺炎引起的甲亢,不需要抗甲状腺药物及手术治疗,在治疗甲状腺炎的同时,采取对症治疗;如果是慢性淋巴细胞性甲状腺炎,可用抗甲状腺药物或对症处理,不宜手术或放射性碘治疗。

不同类型甲亢治疗方式一览

甲亢类型 \ 治疗手段	药物	手术	放射治疗
垂体性甲亢	√	√	√
碘甲亢	√	√	
甲状腺癌引起的甲亢		√	
甲状腺炎引起的甲亢	√		

老少幼孕的甲亢治疗方案

对于甲亢来说，不同人群的患者治疗也大相径庭，一般来说，儿童、青春期、老年、妊娠期妇女等特殊人群的治疗与正常成人有所区别。

对儿童甲亢患者来说，一般不宜使用放射性碘治疗和手术治疗，常用硫脲类和咪唑类抗甲状腺药物治疗，治疗需要长期维持，而且治疗初期阶段的治疗剂量要维持很长一段时间。青春期甲亢患者的治疗方式与儿童类似，服药时间也较成人长，一般要服用至18岁以后。

老年性甲亢患者常并发心脏病，所以在治疗老年性甲亢时，除了控制甲亢外，还要注意使用相关心血管药物。一般来说，应用抗甲状腺药物治疗是首选。

年龄较轻的女性甲亢患者在经过正规的治疗（常是抗甲状腺药物治疗）后，如果病情得到控制，仍可以怀孕，对母亲和胎儿没有不良影响。但不少患者会复发，并且在妊娠期复发，怎么办呢？这种情况应用放射性碘治疗和手术都不适宜，会影响到胎儿，最主要的方法还是服用抗甲状腺药物，妊娠早期宜选用丙基硫氧嘧啶。如果使用药物不能起到作用而必须手术的患者，需要在妊娠期4～6个月进行手术。一般认为，不主张严重甲亢时怀孕，只要控制甲亢，在维持甲状腺功能正常或轻度甲亢时可以带药怀孕。但需要定期复查，根据检查结果随时调整用量剂量。

眼球突出的**处理方法**

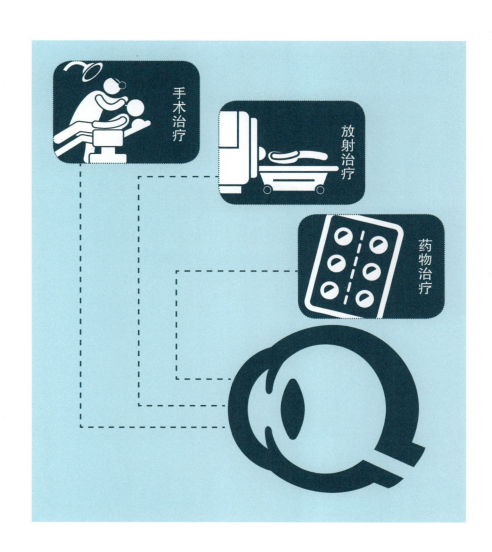

甲亢导致的眼部病变,外观常表现为突眼,这包括两种类型,一是眼睑后退,二是眼球突出。轻度突眼者可随着甲亢治愈而慢慢恢复正常,较重者单纯治疗甲亢,并不能消除突眼外观。

治疗眼球突出,需要眼科专家和甲状腺病专家的合作。目前主要治疗方法有三种,分别是药物治疗、放射性治疗和手术治疗。

药物治疗:主要是用糖皮质激素(如泼尼松)消除眼部的炎症,缓解眼结膜充血、疼痛或眼皮水肿等症状。糖皮质激素具有较明显的不良反应,应严格遵医嘱用药。

放射线治疗:用放射性设备照射眼睛内侧的肌肉和脂肪组织,用于抑制炎症,消除水肿,缓解突眼症状。主要适用于严重炎症、眼球突出严重者。

手术:主要适用于出现视觉障碍的突眼患者,以及其他治疗手段效果不佳的患者。这种手术应由甲亢眼病的专科医生进行,并听取甲状腺主治医生的建议。

目前认为,治疗突眼比治疗甲亢更困难,上述三种方法也难以完全消除突眼症状。中医药对突眼好转有一定的帮助。

拥有一颗平和心

可以这样说,对于甲亢,很多患者都像小孩子学走路一样,先是不理解,往往会因为急于求成而摔跟头,慢慢找到自己的方法,才渐渐地会走了。甲亢多在20～40岁之间发病,而且还多见于女性,突眼、大脖子等症状实在太影响个人形象,所以很多患者就会非常急躁,四处乱投医,找偏方土方,恨不得求个仙丹妙药。可甲亢毕竟不是偶尔的感冒发烧,不是拉肚子,想弄一堆药一鼓作气灌进肚子就能把甲亢治好,把那些症状都摆脱掉,实在是不现实。

那么,什么是现实?现实就是甲亢可以完全缓解,但要长期坚持不懈地治疗。到目前为止,世界上没有哪个国家已生产出治疗甲亢的速成药。所以,在确诊患了甲亢时,必须要端正心态,不能急也不能气馁,先在正规医院内分泌科好好诊断甲亢的病因,确定治疗方案,选择适合自己的治疗手段,并且严格坚持科学治疗,不应该自己做主随意换药、停药。只有这样,才能最快治愈,才能最省钱,才能有效避免危险的并发症,才能让自己和家人都放心。

所以说,治疗甲亢最重要的,不是用多少钱找到多好的药或者请多有名的医生做手术,而是要摆正心态,积极面对,这才是重中之重。

PART 2 ▶
治甲减,终身之战

"懈怠"的甲状腺不能产生足够身体使用的甲状腺激素,就是甲减。要缓解症状,使患者正常生活,最理想的状态就是让甲状腺重新活跃起来。然而,这种目标通常难以实现。目前,最简单有效的方法就是通过服用药物,人工补足机体所需的甲状腺激素。

只要甲状腺处于"怠工"状态,人工补充的这个过程就不能停止。因此,患者需要长期服药,必须做好打持久战的准备。

人工补充药物与机体产生的甲状腺激素是同样的物质,身体可以正常吸收代谢,遵照医嘱,长期持续使用也不用担心不良反应,患者可以放心。

有一种甲减，病不在甲状腺

甲状腺功能衰退引发的疾病，总称为原发性甲状腺功能减退症（甲减），代表病症是桥本病。

还有一种甲减，甲状腺功能正常，问题出在甲状腺的控制中心——垂体和下丘脑，称为中枢性甲状腺功能减退症或继发性甲状腺功能减退症。

要区别是中枢性甲状腺功能减退症还是原发性甲状腺功能减退症，可以通过验血查 TSH（促甲状腺激素）的浓度确诊。如果 TSH 浓度过高，考虑是原发性的；如果 TSH 浓度过低，则是中枢性的。对两种甲状腺功能减退症的治疗也有所区别。

所以，这就可以理解，为什么同样表现为甲减，但使用的药物却有所不同了。

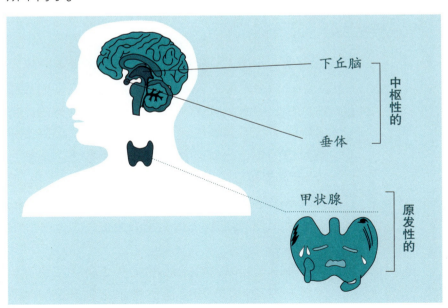

血脂紊乱，先排除甲减

饮食、运动和血脂水平密切相关，这是大多数人所熟知的事实。但是，难道甲减也会引起血脂升高？的确如此。

血脂是血浆中的脂类物质的总称，具体包括甘油三酯、胆固醇、磷脂等。其中，胆固醇又有"好坏"之分：高密度脂蛋白胆固醇，被认为是"好"胆固醇；低密度脂蛋白胆固醇，被认为是"坏"胆固醇。

甲状腺会分泌甲状腺激素，甲状腺激素对血脂中的胆固醇，特别是"坏"胆固醇，具有双向调节作用：既促进其合成，也促进其分解。

患上甲减后，患者体内的甲状腺激素分泌不足。这对胆固醇的合成和分解都有影响，即胆固醇合成和分解都会减慢。但相比而言，胆固醇的分解过程对甲状腺激素缺乏更为敏感。因此，胆固醇分解放慢的幅度比其合成放慢的幅度要大。也就是说，甲状腺激素不足时，尽管胆固醇的合成减慢，但其降解的速度将变得更慢，即胆固醇水平势必会升高。因此，不难理解为什么甲减会成为血脂升高的"祸首"之一了。

临床上就诊的甲减患者，几乎百分之百都有胆固醇升高，特别是"坏"胆固醇水平的升高。"坏"

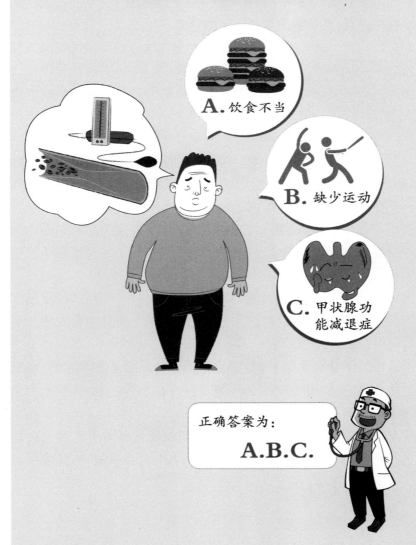

治疗篇 得了甲状腺疾病，怎么办

治甲减，终身之战

胆固醇水平升高，可导致动脉粥样硬化、冠心病等严重心血管疾病的发生。

甲减患者若因血脂水平升高而患上心血管疾病，一旦心血管疾病出现了临床症状，将给患者带来巨大的危害。

内分泌科医生常戏称甲减为"万病之源"，这说明甲减的临床表现很丰富。另一方面也说明，甲减的临床表现虽多，却缺乏特异性。这意味着，很多患者虽然有甲减表现，但这些表现却很难被医生或患者察觉。

所以，除了具有高危因素的人群，如进行过同位素碘-131治疗者、做过甲状腺手术者、原有甲状腺功能异常者等，每年应进行常规体检外，有胆固醇水平异常、血脂增高的患者，尤其是体重也增加的，应该做一下甲状腺功能检查，以确定血脂增高是否由甲减所引起。

血脂增高的患者，做过了甲状腺功能检查，如果确定血脂增高是由甲减所致，则其治疗与一般的降脂治疗不同——不必急于服用降脂药。

甲减患者血脂增高，应先治疗甲减。甲减的治疗很简单，按照医生指导，每天服药即可。目前临床上治疗甲减的一线药物是左甲状腺素钠片。

当服用左甲状腺素钠片，将甲状腺激素补充至正常水平后，经过3~6个月，再复查血脂。一般而言，随着甲减病情的控制，血脂水平可能会逐渐恢复正常。

然而，需要提醒的是，治疗甲减须终身服药。千万不能因为血脂正常了，便放宽心而忽略了服药。否则，甲减病情会反复，血脂水平也会再次变得起伏不定。

缺什么，补什么

谈到甲减的治疗，就不得不提替代治疗，因为就目前的医疗水平来说，替代治疗是对付甲减最主要也是效果最好的疗法。

什么是替代疗法

比如肾脏功能衰退了，就用透析来替代肾完成代谢；患糖尿病时胰岛素不足了，就用人工合成的胰岛素代替。甲减的替代疗法也是如此：甲状腺分泌甲状腺激素过少，引起身体疾病，那我们就找一种功能和甲状腺激素一样的药物来代替，从而发挥和甲状腺激素一样的功能。

目前来说，替代疗法主要用甲状腺激素制剂来补充身体自身分泌过少的甲状腺激素。首选药物是左甲状腺素，为人工合成的片剂，效价稳定；其次为干燥甲状腺，由动物的甲状腺制成，但效价不够稳定，胜在价格便宜。

甲状腺激素制剂与甲状腺激素几乎成分相同，长期使用也不会有不良反应。待体内甲状腺激素水平恢复正常后，肿大的脖子会逐渐缩小，甲状腺功能也会逐渐恢复正常。

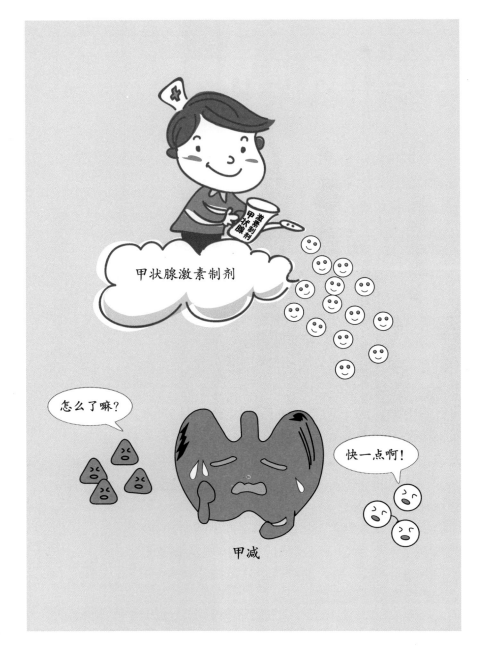

替代治疗的注意事项

替代疗法目前被大多数人使用，效果好，安全性也较高。不过稍加思索就会明白一个道理：这种甲减替代疗法并没从根本上解决甲状腺分泌激素的不足，所以，患者需要终身服药。

服药时需注意

1. 初始剂量宜小，逐渐递增。不同的患者初次用药剂量应该有差别，对于年龄较轻、不伴有心脏疾患的患者，初始计量可以略偏大；伴有心脏疾患及有精神症状的患者，初次用药剂量更应从小剂量开始，然后缓慢递增。

2. 药物剂量的个体差异较大，单一个体也会因年龄、体重、环境、病情变化而引起治疗剂量的改变，所以接受替代治疗的患者应每年至少监测2次血清TSH、T_4、T_3水平。

3. 老年患者剂量应酌情减少。孕妇应酌情增加。

4. 有些食物或药物会影响甲状腺素（T_4）的吸收，如豆制品、钙剂、铁剂及一些抗酸药和保护胃黏膜的药物。所以，使用甲状腺素做替代治疗的患者通常要求在早晨空腹服用，如果胃肠道不适可以在早餐后服用，但应避免上述影响药物吸收的食物和药物。服用其他药物的患者建议咨询药师，以免药物之间相互作用，影响疗效。

甲减患者，手术难治疗

不少患者对医学了解得不多，认为不论什么病，先吃药打针，好不了就动手术，只要手术了，所有的病都能治好。

实际上，手术治疗不是患者的救世主，很多疾病也是无法通过手术治疗的。比如原发性高血压、糖尿病、传染性疾病，没听说哪个患者是被一个手术治好的。但有的患者说甲亢就可以手术治疗啊，甲减为什么不能呢？道理很简单，甲亢患者可以通过手术切除一些"多余"的甲状腺组织，让甲状腺激素分泌量降低到正常水平，但是大多数甲减患者的甲状腺组织泌激素减少了，如果用手术的方法切除一些组织，则只能让甲减更加严重。这就相当于肥胖的人，可以通过手术减少胃容量，从而达到减少饮食量的目的，而消瘦的人如果手术减少胃容量，就会更加消瘦，甚至死亡。

所以，除了一些比较特殊的患者，比如垂体肿瘤、下丘脑肿瘤等患者可能需要手术摘除肿瘤，绝大多数患者是不需要手术来治疗甲减的，而最常用的治疗手段仍是替代疗法。

婴幼儿患甲减怎么办

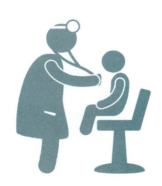

甲状腺激素不仅调控人体的代谢功能,还参与人体生长发育的调控,对骨骼发育和神经系统发育有着极其重要的作用。所以,婴幼儿患甲减,其危害远比成人患甲减更为严重,影响也更大。如果在婴幼儿时期受到甲减的危害,就会导致患儿比同龄孩子身材矮小,智力低下。因此,对于婴幼儿甲减,早期发现、早期治疗非常重要,错过这一时期,很可能酿成悲剧。

说回正题,婴幼儿甲减到底怎么治?其实和成人甲减一样,替代治疗仍然是首选,积极地将甲状腺功能恢复到正常水平是最重要的。婴幼儿甲减的用药方法因病情不同而差别很大,没有较为统一的服用剂量,所以,对于婴幼儿甲减,尽早入院检查,根据患儿病情制订服药策略。

呆小症需要终身服药吗

呆小症是指先天性甲状腺功能低下症。怀孕时母体缺乏甲状腺激素，会引起胎儿脑神经发育障碍，重者会发生呆小症。呆小症病儿出生时，身高、体重等可无明显异常，一般仅表现为反应迟钝、不爱哭闹、体温偏低等，家长往往很难察觉，直至3～6个月出现发育迟缓等明显症状。

如果在出生后的前3个月发现并开始补充外源性甲状腺素，可使病儿基本正常发育。一旦发现过晚，贻误了早期治疗时机，则会造成病儿终生智力低下及矮小。目前，我国有新生儿的呆小症筛查项目，一般在孩子出生第5天左右进行验血可检查。一经确诊，需要在医生指导下按要求服药。如果情况严重，不排除终身服药。有家长担心药物的不良反应问题，其实，外源性甲状腺素药物与人体正常分泌的甲状腺素基本是一致的，按医嘱服药是安全的。如果盲目停药，可能影响孩子的正常生长发育。

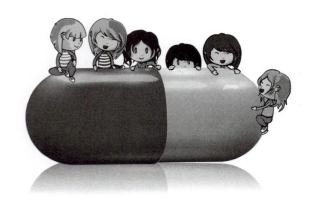

优甲乐，甲减甲亢通杀吗

优甲乐，通用名是左甲状腺素钠片，可以补充自体分泌不足的甲状腺激素，用于治疗甲减。细心的患者拿到药后，看到说明书中适应证一项还有这么一句话，"抗甲状腺药物治疗甲状腺功能亢进症的辅助治疗"，不禁大惑不解：甲亢不是体内甲状腺激素过多吗，怎么还要用优甲乐来补充呢？

大家千万不能忽视说明书中的"辅助治疗"这几个字。治疗甲亢，有专门的抗甲状腺药物，这是主药。优甲乐的身份是抗甲状腺药物的辅助用药，并不是直接用来治疗甲亢。

至于为什么选优甲乐作为辅药，主要是为了平衡甲状腺激素的水平。要知道，抗甲状腺药物剂量过大，容易出现甲减；剂量过少，病情又控制不佳。平衡二者的剂量难以拿捏，这时可以辅助使用优甲乐，减少激素水平波动，避免甲低出现。与此同时，抗甲状腺药物的用量会更大。此外，少量使用优甲乐还能缓解突眼和甲状腺肿症状，对于甲亢治疗也是有益的。

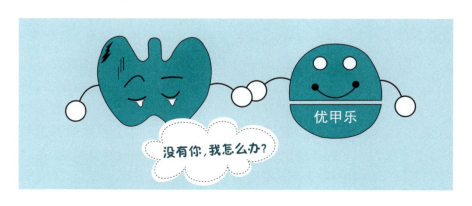

定期复查的重要性

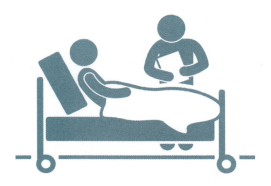

虽然像优甲乐一类的替代药物生产时已经为患者把每次用药剂量计算出来合成一片或几片药物，比如大多数患者在维持阶段每天服用一片优甲乐就可以控制病情，不像甲亢那样病情容易反复、不易控制。但一些饮食、运动甚至气候等因素会对甲状腺产生影响，甲减服药就不能一成不变，有时仍需要调整，尽管这些调整有时候仅仅是半片或四分之一片药，但足以影响患者的生活质量。

那么，怎样调整用药呢？光凭患者的感觉是完全不行的，这就要求甲减患者定时到医院复检，检查 T_3、T_4、TSH 等指标，根据这些体检结果调整药物用量。多长时间去复检一次？这个可以根据患者的自身状况决定，一般来说，如果无特殊情况，每3~6个月去医院复检一次为好。

PART 3 ▶ 甲状腺癌（结节），别慌

不少患者一听说自己有了甲状腺结节，都会马上问医生是良性还是恶性的。实际上，甲状腺结节并非只有恶性和良性之分，单是良性的甲状腺结节，也有很多种类型。区分这些类型的甲状腺结节，才能更有针对性地去治疗。

甲状腺结节有哪些类型

根据结节的性质，可以把甲状腺结节分为以下几类。

1. 甲状腺囊肿

绝大多数是由甲状腺肿的结节或腺瘤形成的，囊肿内含有血液或微混液体，质地较硬，一般无压痛，核素扫描示"冷结节"。

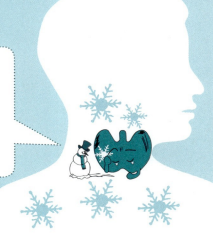

2.结节性甲状腺肿

以中年女性多见,在机体内甲状腺激素相对不足的情况下,甲状腺不均匀性增大和结节样变。结节的大小可由数毫米至数厘米,结节内可有出血、囊变和钙化。外观主要表现为甲状腺肿大,可以摸到大小不等的多个结节,少数患者仅能触到单个结节,但在做甲状腺显像检查或手术时,常发现有多个结节。这种类型的患者比较幸运,一般仅有颈前不适感觉,甲状腺功能检查大多正常,合理治疗后并无大碍。

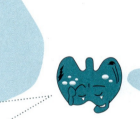

3.甲状腺肿瘤

包括甲状腺良性肿瘤、甲状腺癌及转移癌。

4.毒性结节性甲状腺肿

常发生于已有多年结节性甲状腺肿的患者,年龄多在40岁以上,以女性多见。本症起病缓慢,可伴有甲亢症状及体征,但甲亢的症状一般较轻,常不典型,且一般不发生浸润性突眼。甲状腺触诊时可触及一光滑的圆形或椭圆形结节,边界清楚,质地较硬,随吞咽上下活动,甲状腺部位无血管杂音,甲状腺功能检查提示甲状腺激素升高。

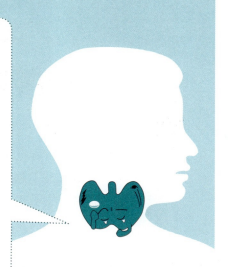

5.炎性结节

分感染性和非感染性两类。感染性炎性结节主要是由病毒感染引起的亚急性甲状腺炎,除有甲状腺结节外,还伴有发热和甲状腺局部疼痛,结节大小视病变范围而定,质地较坚韧。非感染性炎性结节主要是由自身免疫性甲状腺炎引起的,多见于中、青年妇女,患者一般没什么特殊的感觉,检查时可触摸到多个或单个结节,质地硬韧,很少有压痛。

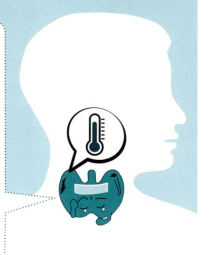

甲状腺结节
与肿瘤有什么关系

甲状腺结节就是指甲状腺内的肿块，它可随吞咽动作上下移动，是临床常见病。常见的良性甲状腺结节主要有结节性甲状腺肿、甲状腺腺瘤；而恶性的甲状腺结节主要是指甲状腺癌，但其发生率仅占甲状腺结节的 1% ~ 5%。

一般来讲，从年龄看，儿童期单发的甲状腺结节，有 50% 的为恶性；青年男性单发结节的恶性率虽没有那么高，但也应当警惕恶性的可能。

从甲状腺的质地来看，报告为实性的结节、短时间发展较快、发生气管压迫而引起呼吸困难，或压迫喉返神经导致声音嘶哑时，考虑恶性的可能性较大。如果医生检查发现甲状腺结节形态不规则，质地比较硬，吞咽时上下活动度差、比较固定，或病变部位同侧有质硬、肿大的淋巴结时，则更应警惕恶性的可能。

治结节，先辨良恶

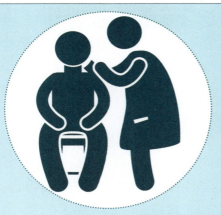

触诊：初筛

触诊是甲状腺结节的主要检出方法，也是最简单方便的方法。

但是触诊存在一定的局限性，因为触诊只能发现较大的或者表浅的结节，而检查者的经验对结节的检出率也会有影响。如果结节的位置较深，或者结节较小，质地与腺体的差别不明显，那么单凭触诊很可能会漏诊。

触诊的另一个缺点是难以判断甲状腺结节的性质，难以区分这个结节是良性的还是恶性的，是炎性的还是非炎性的。

彩超：主要手段

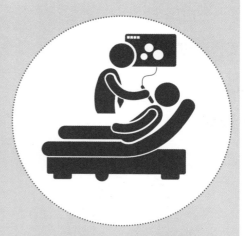

彩超检查是目前临床诊断甲状腺疾病的最主要手段，灵敏度高，可检出直径2毫米的微小结节，还能提供结节的大小、质地、边界、钙化情况和血流信号等重要的信息，而且无创、快捷，价格也不贵，因此既可以作为结节的诊断依据，也可用来随访结节的生长情况。另外，通过彩超了解颈部淋巴结的情况，也为判断结节的良恶性提供了充分的支持依据。但必须注意，彩超检查对仪器设备以及检查人员的技术水平要求较高，不同的仪器设备、不同的检查医师，可能得出不同的结果。

性质	形状	与周边组织的界限是否明确	肿瘤内部状况				颈部淋巴结肿大
			边界	质地	钙化性	弹性	
良性	整齐	是	平滑	均一	无	好	无
恶性	不整齐	否	粗糙	不均一	有	差	有

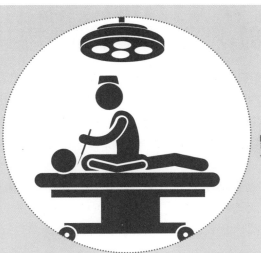

穿刺：金标准

针吸涂片细胞学检查就是一种术前诊断恶性甲状腺结节的有效方法，也是诊断甲状腺癌的金标准。但要注意的是，它也存在10％左右的假阴性，也就是说，大概有10％的漏诊机会。因此，对于针吸涂片细胞学检查诊断良性的患者，仍然要综合其他因素一并考虑，并密切观察结节的变化情况。

从经济及效益等方面考虑，目前区别甲状腺结节良性或恶性的最好方法是超声引导下的甲状腺结节细针穿刺细胞学检查(FNA)。

细针穿刺，不会扩散肿瘤

有患者担心甲状腺结节细针穿刺会导致肿瘤扩散。其实这种担心是多余的。甲状腺结节细针穿刺选的是极细的针，穿刺时吸取甲状腺组织进行细胞学检查。此方法操作简便，组织损伤小，安全经济，诊断迅速，是术前甲状腺结节良恶性鉴别的金标准，也是多种甲状腺疾病诊断与鉴别诊断的有效方法。

细针穿刺采取抽吸取材，吸取的组织由于负压而藏于针芯中，不会漏出而污染其他层次的组织，无肿瘤扩散之虞。甲状腺结节细针穿刺运用至今，未见有针道种植肿瘤的报道，因此不必担心穿刺会引起肿瘤扩散。

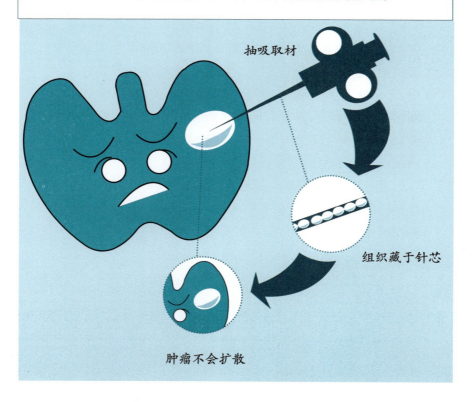

治结节，
观察、手术有分晓

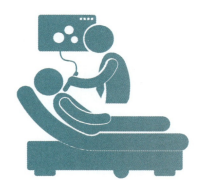

并不是所有的甲状腺结节都需要治疗。

这些情况可先观察

大多数的甲状腺结节患者，其细针穿刺细胞学检查（FNA）检查结果应是正常的，且甲状腺功能也没有异常，这种情况多可免受手术之苦。患者可在医生指导下，服用左甲状腺素钠片，以抑制结节的生长。也可以暂时不做任何处理，仅注意观察和随访。需要提醒的是，不管有没有使用药物进行治疗，良性甲状腺结节都需要随访，一般3~6个月复查B超一次。

当然，治疗方案的选定要根据具体的情况，有时还会进行调整，比如定期随访观察发现，患者结节生长迅速或出现钙化，那么很可能需要接受手术治疗。最后的治疗方案是在权衡利弊，并与患者进行充分沟通后制订的。

这些情况应手术

有些甲状腺结节，FNA 检查虽不会发现异常，但会伴有甲状腺功能亢进。此时，应视症状考虑是否需要进行手术。一般来说，对于短时间内迅速增长、体积大或有压迫症状的甲状腺结节，应考虑手术治疗。

极少数情况下，FNA 结果为可疑或恶性病变，医生会建议尽早接受手术治疗。

目前甲状腺癌治疗方法以外科手术为主，术后辅以甲状腺素治疗及碘 –131 同位素治疗，以防止复发或转移。

对于需手术的甲状腺结节患者来说，传统的甲状腺手术，颈部会留有明显的手术瘢痕，给患者造成很大的心理负担，因此腔镜甲状腺手术变得更加受患者欢迎。腔镜手术经口腔前庭或锁骨下或腋窝入路进行手术，能减小手术创伤，也不易留下瘢痕，满足多数患者对外观的要求。

我们应该清楚，任何手术都有一定的风险，甲状腺位于气管前，周边有重要的血管、神经，如果不慎损伤，可导致严重的并发症。

因此，对于检查为良性的结节，最好还是进行观察，尤其是一些老年患者或者一般情况不好、不能耐受手术的患者。对不能进行手术的患者，可采用甲状腺激素抑制治疗（口服左甲状腺素片）。而对于儿童期、青春期以及妊娠期的轻症的甲状腺结节患者，一般也不建议手术。当然，若儿童期和青春期的甲状腺结节是单个发生的，因其恶变的可能性较大，还是应当积极手术治疗。

"不孤独"的结节
有法子治

从某种意义上来说,甲状腺结节并不"孤独",因为甲状腺结节很少单独出现在患者身上,多数都是伴有其他疾病。特别是甲状腺功能异常,甲状腺结节伴发甲减或甲亢的情况不少见。

这种伴随关系并非同一种原因,有些是因为甲状腺结节直接导致甲减或甲亢(因果关系),比如甲状腺结节中高功能腺瘤、结节性甲状腺肿的后期这些结节性疾病就会引起甲状腺功能紊乱。

但更多的时候,结节和甲状腺功能之间只是伴随的状态,好像一条藤上结的几只瓜(并列关系):比如桥本甲状腺炎会导致甲减,也伴有结节;或Graves甲亢伴有结节。

如果是因果关系,若将结节去除,功能异常自然也得到了纠正。对于高功能腺瘤,手术和放射性治疗都能起到一举两得的治疗效果。如果是并列关系,那就需要分别治疗,桥本致甲减的患者需选用甲状腺激素纠正甲减,而甲亢患者应先用抗甲状腺药物控制甲亢,甲亢控制后如果结节需要手术再行手术治疗。

明明白白甲状腺癌

甲状腺癌包括好几种不同类型的恶性肿瘤，其实是一组病变而不是单个肿瘤。甲状腺癌病理上通常分为四种类型，即乳头状腺癌、滤泡状腺癌、未分化癌和髓样癌。不同类型甲状腺癌的生物学特点不同，发展过程和转移途径相差很大，有着截然不同的临床表现，结局也相差甚远。

例如分化良好的甲状腺癌（乳头状腺癌和滤泡状腺癌），占甲状腺癌的绝大部分（90%），生长缓慢，病程可达数年甚至数十年之久，80%以上的患者，术后生存时间超过10年。正因为分化良好的甲状腺癌较之于肝癌、肺癌等恶性肿瘤，结局要好很多，所以，有关专家建议在评价甲状腺癌的治疗方法时，用10年作为标准是不够的，应跟踪观察20年甚至30年。

这些类型的甲状腺癌中，乳头状腺癌最常见，约占60%，低度恶性，多见于青年女性；恶性程度最高的是未分化癌，不到10%，多见于老年人，可很早发生全身转移，预后极差，生存时间大多低于半年，死亡率极高。

甲状腺癌的**发展过程**

甲状腺癌在发病开始时，是以甲状腺结节的表现为主，而且与良性甲状腺腺瘤相似，让人很难分辨。不过经过细致的检查，可发现肿块（结节）特别硬实，故凡有甲状腺结节的患者必须及早找医生检查。

当疾病进一步发展，肿块增大迅速，性质亦更为硬实，但无痛，肿块的表面与腺瘤性质不同，典型的多呈凹凸不平，用手检查肿块时，可发现肿块活动受限制。

若癌瘤继续发展，可出现一些压迫的症状，如呼吸困难及进食障碍，若癌瘤侵犯喉返神经（主管发音的神经），则引起声音嘶哑。晚期的患者若颈静脉受侵犯，可发生颈部静脉扩张与面部浮肿，而且在颈的两旁可出现淋巴结肿大。

当然，若甲状腺癌没有得到及时正确的治疗，与其他恶性肿瘤一样，可以发生淋巴转移或远处转移，如转移至肺或骨骼等，此时，处理会比较棘手。

所以，尽管甲状腺癌相对其他癌症治愈率相对高一些，但对待甲状腺癌，早发现、早治疗仍应奉为最高的宗旨。

1. 甲状腺癌在发病开始时,是以甲状腺结节的表现为主,而且与良性甲状腺腺瘤相似,让人很难分辨。

2. 肿块(结节)特别硬实,必须及早找医生检查。

3. 肿块增大迅速,性质亦更为硬实,但无痛,肿块的表面与腺瘤性质不同,典型的多呈凹凸不平,用手检查肿块时,可发现肿块活动受限制。

4. 若癌瘤继续发展,可出现一些压迫的症状,如呼吸困难及进食障碍,若癌瘤侵犯喉返神经(主管发音的神经),则引起声音嘶哑。

5. 与其他恶性肿瘤一样,可以发生远处转移,转移至肺或骨骼,此时,处理起来会比较棘手。

治疗甲状腺癌，方法不单一

甲状腺癌相比其他癌症，治愈率要高很多，大多数患者经过正规治疗都会痊愈，甚至还能继续在体育赛场上拼搏，如前乒乓球国手王楠。甲状腺癌的治疗通常包括以下几种方法：

1. 手术切除。这是甲状腺癌的最主要疗法。手术治疗的范围和疗效与肿瘤的病理类型密切相关，一般乳头状腺癌和滤泡状腺癌的手术效果最好，其次是髓样癌，未分化癌则宜进行以手术、放射性治疗为主的综合治疗（说明：未分化甲癌不是手术禁忌证，早期局限性时可以手术）。

2. 内分泌治疗。适合于分化型乳头状腺癌和滤泡状腺癌，术后给予甲状腺素片口服，可以减少残余甲状腺组织受促甲状腺素（TSH）的刺激，防止癌肿的复发，甲状腺素片应终身服用。

3. 放射性治疗。应用放射性碘治疗甲状腺癌，其疗效与癌细胞摄取放射性碘的多少有关。该法适合于分化型乳头状腺癌和滤泡状腺癌，而未分化癌失去了甲状腺细胞的构造和功能，摄取放射性碘量极少，疗效不佳。至于髓样癌，应用放射性碘也无效。如果已有远处转移，则需切除全部的甲状腺组织，腺癌的远处转移灶才能摄取放射性碘，达到治疗目的。

4. 化学治疗。该法目前尚存有争议。多数学者认为化疗对甲状腺癌效果不确定，且带来诸多不良反应，应视具体情况而定。

5. 生物靶向治疗。一类具有靶向作用的药物，治疗研究表明，对不能手术或对碘-131治疗抵抗的甲癌有作用，不过，目前正在研究中。

术后服药要牢记

手术加甲状腺素治疗是目前甲状腺癌的首选治疗方法。

甲状腺癌患者应在手术后长期甚至终身服用甲状腺激素进行内分泌治疗，基于两个理由：一方面，甲状腺切除后，甲状腺激素明显减少，严重影响机体的正常调节，需要补充外源性甲状腺激素，即甲状腺激素替代治疗。另一方面，服用甲状腺激素有预防甲状腺再发生肿瘤的作用，即甲状腺抑制治疗，而且甲状腺激素价格也不昂贵，应该坚持服药。但是，内分泌治疗必须恰当，以避免各种不良反应。因此，甲状腺癌患者应坚持与医生保持联系，让医生能够在手术后跟踪观察病情，并及时调整治疗方案。

至于手术以后何时开始口服优甲乐以及口服优甲乐的用量，一般要根据手术切除甲状腺的多少、术后患者血液中的甲状腺激素水平及患者的身体状况决定。通常在手术后1周开始，逐渐加量。以后还要根据各个患者的情况变化进行不断调整。

另外一些甲状腺癌患者在手术治疗后必须接受放射性碘 –131 治疗。

由于服药时长，还需要医生的监测和调整。

如何避免甲状腺癌复发

甲状腺本来起着生产甲状腺激素的作用，所以手术后，甲状腺癌患者体内便无法再产生足够多的甲状腺激素，对于甲状腺癌全切除的患者，体内已不存在甲状腺组织，也不会有甲状腺激素。甲状腺激素的减少（或缺无），会促使体内促甲状腺激素（TSH）分泌增多；而促甲状腺激素分泌增加，可能会刺激残留的或转移的甲状腺癌细胞增生，从而引起甲状腺癌复发。

因此，患者术后需要长期甚至终身服用甲状腺激素。合理地使用甲状腺激素，能够让体内的促甲状腺激素维持在比较低的水平，减少残余甲状腺组织和甲状腺癌细胞受到 TSH 的刺激而增生，从而有效地抑制和防止甲状腺癌复发。同时，这也是提供维持身体组织正常的新陈代谢所需要的甲状腺激素的重要途径。

国内外研究均表明，手术后通过服用甲状腺激素抑制促甲状腺激素，使促甲状腺激素水平长期维持在合理的低水平，可以大大减少甲状腺癌的复发。

所以，要想避免甲状腺癌复发，就只能按照医生推荐的治疗方案，乖乖地服用甲状腺激素了。

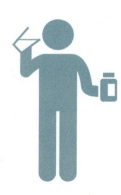

经典答疑

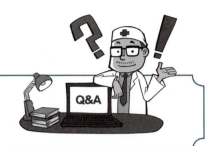

◆甲亢好转后，为什么突眼未改善？

问：我家人患甲亢后眼球突出，如今经过治疗，甲亢病情有了很大的好转，为什么突眼症状并未改善呢？

答：眼球突出是甲亢的伴随症状，这是由于疾病导致眼睛内部肌肉和脂肪水肿。我们知道，并非所有甲亢患者都有颈部肿大。眼球突出也一样，并非所有甲亢患者都会有眼球突出的表现。此外，眼球是否突出也不能作为甲亢严重与否的判断标准。

突眼也分良性和恶性。良性突眼的患者单纯眼球突出，双眼凝视，有惊恐的眼神；恶性突眼患者有怕光、流泪、视力减退（重影）等症状，有时眼睛会感到肿痛或刺痛，好像眼睛里有异物，严重时眼睛不能闭合，甚至角膜会出现溃烂引起失明。

在甲亢治疗中，有时会出现甲亢病情进展良好，而眼部症状完全未好转，甚至反而加重的情况，也有些患者在甲亢治愈后很多年又出现突眼。因此，有专家提出，仅治疗甲亢是无法治愈眼球突出的。

突眼与甲亢不是平行发生的，有的与甲亢同时发生，有的发生在甲亢治愈后，也有的出现在甲亢发生前。所以要正确分析和判断，适时采取治疗措施。

◆甲状腺结节为何分"凉""热""温""冷"?

问:我见甲状腺检验报告中,会出现"热结节""冷结节"等描述。这些表示什么意思呢?

答:其实,这是甲状腺检查扫描时,对显影剂在甲状腺结节内的不同显示情况的描述。"热结节"又称"高功能结节",表示显影剂在甲状腺结节内显影浓密;"温结节"又称"等功能结节",表示显影剂在结节内的显影与周围正常甲状腺组织一样;"凉结节"或"冷结节"又称"无功能结节",表示显影剂在结节内的显影比周围正常甲状腺组织要弱。

对结节的显影程度进行分类有助于医生更好地诊断甲状腺结节的病因,并为制订下一步治疗提供参考。

◆甲状腺恶性肿瘤大多很"听话"?

问:之前看新闻,说前乒乓球国手王楠患了甲状腺癌还能征战奥运赛场,请问甲状腺肿瘤是比较好治的吗?

答:甲状腺恶性肿瘤包括乳头状癌、滤泡状癌、髓样癌和未分化癌四种。其中前两种分化良好(分化越好,越接近正常细胞)的病理类型占全部甲状腺癌的90%以上。恶性程度最高的是未分化癌。对于分化良好的甲状腺癌,出现转移的概率几乎是所有肿瘤中最小的。术后一般只需采用内照射和药物治疗(甲状腺激素)。大量有说服力的研究表明,甲状腺癌手术后接受碘-131内照射和甲状腺素抑制治疗的患者,复发率和死亡率最低。

总的来说,甲状腺恶性肿瘤发展缓慢,而且一般在早期就能很容易地发现,经过适当的治疗,大部分是可以痊愈的,因此不用太担心。

小结

患了甲状腺疾病,首先要端正态度,积极就医,要知道,绝大多数甲状腺疾病都并非不治之症。经过适当的治疗,患者可以过上跟正常人一样的生活。

不讳疾忌医

甲状腺疾病通常进展相对比较缓慢,如果因此对病情不管不顾,可能导致严重后果。发现异常,积极面对,正确就医,才是正确的态度。

听医生的话

在药物治疗甲状腺疾病时,通常需要长期服用。如果因为症状减轻或消失了,就认为自己已经康复了,而不遵医嘱按时服药,那么病情是很可能反复的。但是,要明确的是,"功能正常"并不表示彻底治愈,什么时候可以停药,要听医生的建议,万不可自作主张。

对于使用放射性碘或手术治疗的患者,即使达到基本"根治"的状态,也不能忽视定期复查的重要性。如放射性碘和手术方法治疗甲状腺疾病者,可能导致甲减,这种变化是在较长时间内缓慢发生,定期复查可以早期发现,并及早处理。

不懂就问

在治疗过程中,是否有需要注意的事项,对治疗方法和手段有疑问的地方,一定要开诚布公地与医生交流,千万不要一知半解或阳奉阴违,以免影响治疗效果。

与医生一起,同心协力对抗病魔,才是最快捷有效的治疗方法。

让疗效事半功倍

生活行为篇

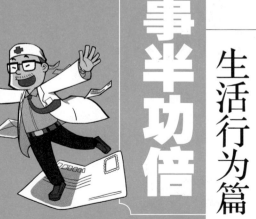

PART 1 甲亢患者的日常生活贴士

甲亢患者宜忌的食物

宜

甲亢会加快身体代谢,身体所需的营养物质也会大幅增加,所以甲亢患者的饮食需要做相应的调整。甲亢患者常需要的饮食有以下几种。

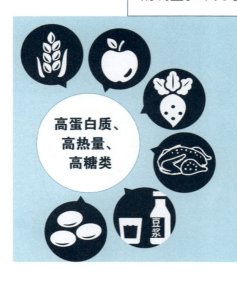

高蛋白质、高热量、高糖类

人体能量来源是食物中的糖类、蛋白质和脂肪,所以甲亢患者为了平衡体内的代谢,应加强这三方面的摄取。甲亢患者每天的蛋白质摄入应在2克每公斤体重左右,要多吃蛋类、肉类、豆制品、奶制品等食物。高糖饮食主要是谷类、坚果、水果,其中以谷类为主。

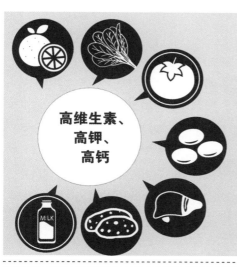

甲亢患者应重点补充维生素A、B及C类，可以多吃些动物肝脏、蛋类、奶类、西红柿、绿色蔬菜等。甲亢患者容易发生低钾性周期麻痹，所以也要多补充含钾类高的食物，如马铃薯、香蕉、柑橘等。高钙饮食也很必要，奶类、坚果类、干豆类含钙量都很高。

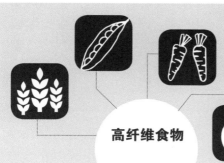

多吃些含膳食纤维的食物，如大麦、青豆、胡萝卜、苹果等。

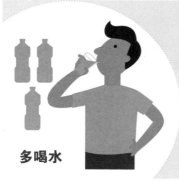

甲亢患者高代谢会损失大量的水分，应注意补充，每天喝水量通常为2～3升，但如果伴心脏或肾脏疾病、突眼，应控制水和钠的摄入量。

病情稳定后，为防止摄入过多热量，患者一定要注意监测体重，以防体重增长导致肥胖。

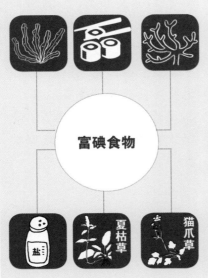

碘是甲状腺组织合成甲状腺激素的原材料,虽然大量摄入碘,在2~3周时间内会抑制甲状腺激素的合成和释放,从而减轻甲亢症状。但如果不注意饮食,甲状腺激素的分泌增多,甲亢症状会再次出现或加重。所以,甲亢患者应禁食含碘的食物,如海产品(海带、紫菜、淡菜等)、加碘食盐(可选购不加碘的食盐)、某些中药(如夏枯草、猫爪草)。甲亢治愈后,才可适量食用。

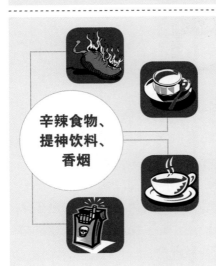

本来甲亢患者身体的基础代谢就很高,辛辣的食物会推波助澜。浓茶、咖啡、酒类等具有兴奋中枢神经的作用,会加重甲亢患者亢奋状态,吸烟会加重突眼。因此甲亢患者应戒除上述食物。

患了甲亢，运动还是静养

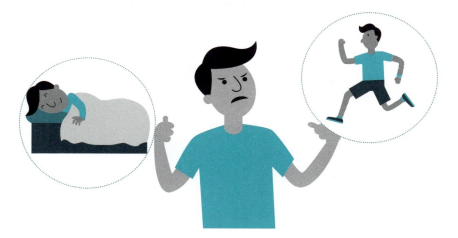

很多甲亢患者都认为得了甲亢后不应该做任何运动，否则就会加重代谢，病情会更严重。实际上，甲亢患者也是可以做一些运动的，只是要注意在疾病的不同阶段，运动量应该有所区分。

在初期确诊后，最好要限制一些活动，保证足够的休息，这才不至于加重患者的代谢水平，使患者在这段时间内心率保持稳定，有利于治疗。

当病情经过治疗得到完全控制时，可以做一些体育锻炼，比如骑车、慢跑、游泳、爬山等，但注意量不宜过大，避免剧烈运动。适宜的运动能有效地预防感染，也会降低甲亢危象发生的概率。

当甲亢伴有其他疾病或并发症时，尽量以休息为主，特别是患有心功能不全或甲亢危象的患者绝对要卧床休息。而较轻并发症的患者可以根据身体状况适度安排体育运动。

甲亢患者的孕产事宜

治疗妊娠甲亢的首选药物

未控制的甲亢,会引起准妈妈流产、早产、先兆子痫、甲状腺危象、胎盘早剥等。胎儿则可能发生宫内生长迟缓、早产,甚至死胎。如甲亢能得到控制,可明显降低风险的发生率。妊娠甲亢以药物治疗为主,不可行放射性碘治疗(考虑到胎儿的安全性),一般不主张手术,即使手术也要慎重。治疗起始阶段每2~4周监测1次甲状腺功能,稳定后每4~6周监测1次,同时监测血白细胞和肝功能。整个孕期,准妈妈必须遵医嘱定期复诊,以免甲亢变成甲减,对胎儿发育同样不利。

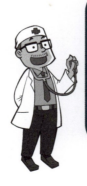

建议孕前已确诊甲亢的女性,宜在甲亢治愈停用口服药物后受孕,或接受手术、放射性碘治疗半年后怀孕。药物治疗者若确实有怀孕要求,可以在甲状腺功能被控制在理想范围之后带药怀孕。

甲亢孕妇，早期限碘

另外，碘元素是人体合成甲状腺激素的原料，非妊娠甲亢患者通常要求禁碘饮食（如禁食碘盐、海产品），以抑制甲状腺激素过多分泌。但在妊娠前6周，胎儿的甲状腺未发育完成，无法合成甲状腺激素，必须依靠母体供给甲状腺激素促进生长发育。此时孕妇若禁碘再加上药物治疗，容易引起甲状腺功能低下，因此发现妊娠后，应及时与主诊医生联系，调整药物剂量，并在孕期密切监测，使各项指标稳定在理想范围内。

服药与哺乳

最新的甲状腺治疗指南认为哺乳期间适量服用甲亢药是安全的。由于丙硫氧嘧啶肝脏毒性的原因，应当首选甲巯咪唑，遵医嘱服用，丙硫氧嘧啶可以作为二线药物。建议孕妇哺乳完毕后服药，间隔3～4小时再行下一次哺乳，以减少乳汁中的药物浓度，同时定期监测宝宝的甲状腺功能。

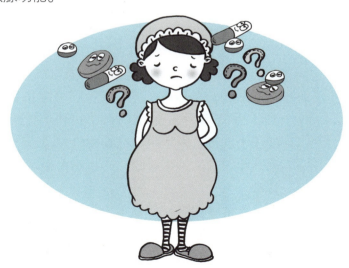

甲亢患者可带药怀孕

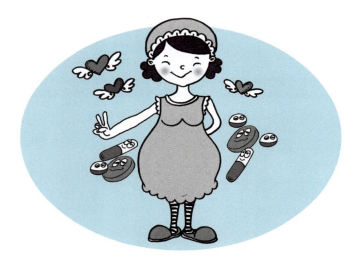

对于育龄期女性而言，以往通常被建议等甲亢治愈后再妊娠，而最新的甲状腺治疗指南明确指出，如果患者甲亢控制良好，甲状腺功能正常，当前处于小剂量抗甲状腺药物维持阶段，既可确保甲状腺功能正常又不会对胎儿产生不良影响，可以带药怀孕。

目前常用的抗甲状腺功能药物有丙硫氧嘧啶（PTU）、甲巯咪唑（MMI）和卡比马唑（CMZ）。卡比马唑是甲巯咪唑的前体药物，也就是说，卡比马唑进入人体后水解成甲巯咪唑发挥药效。由于甲巯咪唑/卡比马唑的致畸性已经明确,因此指南推荐孕早期(怀孕最初3个月)使用丙硫氧嘧啶治疗;孕中期和孕晚期(怀孕第4个月至分娩)改用肾毒性较小的甲巯咪唑/卡比马唑。

带药怀孕的甲亢患者,除了常规的产检之外,还要遵医嘱,定期检测甲状腺功能、肝功及血常规。需要说明的是:由于用药后FT_4改善快、TSH改善慢,血清FT_4达到正常后数周TSH水平仍可处于抑制状态,因此,不能因为TSH水平迟迟未改善而要求医生换药或擅自加大药量。当TSH恢复正常,医生会酌情减量或停药。

治疗甲亢的药物可以通过胎盘屏障,大剂量用药可能会导致胎儿甲减,不仅影响胎儿的智力发育,还可造成胎儿甲状腺代偿性肿大,导致难产。因此,妊娠期甲亢的控制目标是用最小剂量的药物,力求在尽可能短的时间内使血清FT_4水平达到要求。妊娠是特殊的生理阶段,孕妇体内激素水平变化会影响甲状腺功能,妊娠期所需的FT_4水平可能比正常范围稍高,患者千万不能自作主张以为药物剂量不够而对疗效产生怀疑。

如果因为担心药物不良反应而擅自停药,可能导致甲亢情况更加严重,这对于母亲和胎儿都会造成危害,增加产妇心力衰竭、早产、低出生体重,甚至胎儿死亡的风险。丹麦奥尔堡大学医院的Stine Linding Andersen博士和同事对妊娠甲状腺功能亢进患者的研究进行了总结:未经治疗的甲状腺功能亢进症可使妊娠变得复杂,内科医生应小心管理和控制。但是,接受抗甲状腺药物治疗的女性在妊娠早期加强筛查及临床指征的评估可减少抗甲状腺药物导致的不良事件发生率。

至于孕产妇关心的母乳喂养问题,指南推荐哺乳期甲亢患者使用甲巯咪唑或卡比马唑作为一线药物,可在哺乳后服药,以尽量减少对婴儿的影响,并按需检测婴儿甲状腺功能。

有种甲亢，不药而愈

妊娠甲亢综合征发生在妊娠前半期，与孕妇体内的人绒毛促性腺激素产生增多，过度刺激甲状腺素分泌有关。临床特点是妊娠8～10周发病，出现心悸、焦虑、多汗等高代谢症状，甲状腺功能检查提示功能亢进。它的发生还与妊娠剧吐相关。

这种妊娠甲亢综合征无须治疗，对症治疗即可。妊娠14～18周，甲状腺功能可自行恢复至正常。

但并非所有的孕期甲亢都是妊娠甲亢综合征，发生甲亢时千万不能掉以轻心，应去医院鉴别，以做相应的处理。

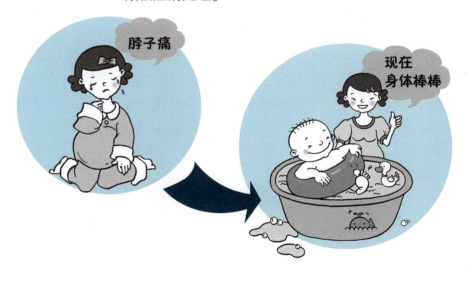

PART 2 ▶ 甲减患者的日常生活贴士

甲减患者该不该补碘

许多甲减患者都会问医生一个问题：平时生活中，到底是该补碘还是该忌碘？

笼统说甲减应该补碘或不该补碘，都不准确。虽然总的来说，甲减患者应该补碘，但也要对不同类型的患者加以区分，而且要补得适量，因为过量的碘不仅不能缓解病情，还会造成一些甲减患者病情加重。

一些地区环境中缺碘，吃的食物中碘不足，容易得"大脖子病"，也就是地方性甲状腺肿。这类患者合并甲减时，应适量补碘，比如食用补碘盐，吃些海带、紫菜等含碘食物。如果是桥本甲状腺炎患者，则应该慎重补碘，短期内过量补碘会引起病情波动。

因为多数甲减患者是由桥本甲状腺炎引起的，所以，对于甲减患者来说，不盲目补碘和忌碘才是上策，最好咨询内分泌科的医生，正确对待补碘这个问题。

甲减患者的**生活法则**

坚持高蛋白、低脂饮食

"高蛋白、低脂"符合甲减的饮食标准,也可以帮助减肥。一些奶类、鱼肉、蛋类等高蛋白不仅不会引起肥胖,还会为甲减患者补充优质蛋白质,但肥肉、动物内脏等高脂的食物要尽量少吃。此外,不应为了减肥把所有肉类都摒弃。

多吃青菜水果

青菜水果可以防止便秘,也可以补充丰富的维生素,对甲减和减肥都有好处。

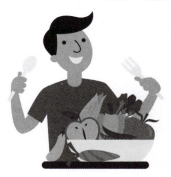

适量运动

尽管甲减患者的代谢率低,但在用药治疗期间也可以做一些运动,但要适量。所谓适量,是指适当的、量不过大的运动。比如慢跑、快走、骑自行车、游泳都比较适合甲减患者,但要注意循序渐进,找到适合自己的运动量。

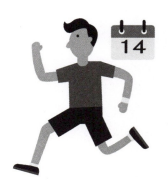

甲减患者能**怀孕**吗

甲状腺激素是胎儿脑神经发育所必需的激素。缺乏甲状腺激素，会引起胎儿脑发育障碍，严重者甚至可能发生呆小症，表现为智力低下、身材矮小伴四肢骨骼畸形等。

在妊娠的前 20 周，胎儿的甲状腺功能尚未建立，其脑发育所需的甲状腺激素主要来源于母体。此时，若母亲患甲减，即母体内甲状腺激素的量不足，对胎儿脑发育的影响则很大。

国外的一项研究发现，轻度甲减的妈妈和正常妈妈所生的宝宝，虽然在刚出生时区别不大，但 7～8 年后，甲减妈妈的孩子在学习能力、语言能力等方面，却和正常妈妈所生的孩子有一定差距。

另外，甲减孕妈妈所孕育的胎儿在发育过程中，出现生长迟缓、畸形等的概率会增加。同时，孕妇出现流产、早产、胎位不正、死产等的风险也会增大。

因此，孕妇一旦发现甲减，应尽快进行甲状腺素的替代治疗，使血液中甲状腺激素的水平迅速恢复至正常，以免宝宝的生长发育持续受到影响。目前，补充甲状腺激素，最常用的药物是左甲状腺素钠片。

甲减孕妈妈在孕育宝宝的过程中，凭借药物的帮助，也许能实现"生一个健康宝宝"的愿望。但是，请一定不要忘记，一旦患上甲减，是需要终身服药的。否则，虽可能与宝宝无关，但甲减病情一定会卷土重来。

PART 3 ▶ 甲状腺结节患者的日常生活贴士

甲状腺结节的"碘"问题

生病了,吃就成了大问题,甲状腺结节患者更不例外。而对于不同情况的甲状腺结节,应采取不同的饮食方案,特别是怎样对待碘摄入,更有很大的区别。

忌碘阵营

1. Graves 甲亢伴发甲状腺结节,须严格忌碘,食用无碘盐,禁食海带、紫菜、海鱼等海产品。

2. 结节是能分泌甲状腺激素的高功能腺瘤,也需要严格

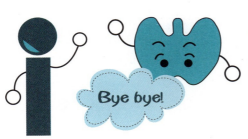

忌碘,因为碘是甲状腺激素的合成原料之一,摄入碘会增加甲状腺激素的合成,加重甲亢的症状。

碘无忌阵营

1. 桥本甲状腺炎伴发结节,无须严格忌碘,但大量食入高碘食物,会加重甲状腺细胞的破坏,因此不主张大量进食海产品。

2. 单纯性结节,没有甲状腺功能性变化,饮食上无须忌碘。

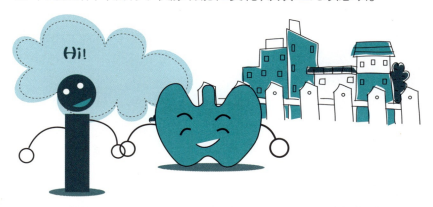

补碘阵营

在缺碘地区流行的大脖子病,包括结节性甲状腺肿,这时候就需要通过食用加碘盐和高碘食物来补碘。

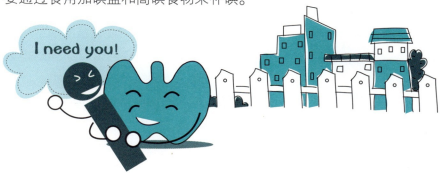

防核辐射，要抢购碘盐吗

新闻背景：2011年3月11日，日本发生里氏9级地震，导致福岛核电站发生4个机组相继发生放射性物质泄漏。消息传来，我国一些城市的市民因担心核辐射而大量抢购碘盐。

现象分析：人们抢购碘盐，或许看中的是"碘"能减少辐射致癌的风险。然而，这个"碘"指的是碘化钾，防辐射致癌的原理是服用碘化钾使碘在甲状腺内达到饱和从而减少甲状腺对放射性碘的吸收，达到减轻患癌风险的目的。由此可以知道抢购碘盐防核辐射致癌是多么荒谬了：其一，碘化钾只能防范放射性碘对甲状腺的损害。据报道，福岛核电站发生核泄漏，"在核电厂附近检测到铯和碘的放射性同位素，专家认为有氪和氙的放射性同位素泄出也是很自然的，钚泄漏也已经出现"，这么大量的放射性物质，碘化钾可无能为力。其二，碘盐里面添加的是碘酸钾或碘化钾，而且成分或含量很少，根本不足以防范放射性碘辐射。如果擅自服用碘化钾"防辐射"，更是本末倒置，容易导致甲状腺疾病。

在公共事件面前，一定要听从权威机构发布的指引，千万不要听信小道消息，以讹传讹。

小结

甲状腺疾病的发生与情绪、压力等有一定的关系,做好生活管理,也是在维护甲状腺健康。

1. 饮食均衡。甲状腺功能异常会使人体新陈代谢速度改变,导致消瘦或发胖。不能因此就暴饮暴食或过分节食,而应保持饮食营养均衡,既保证身体所需,又不至于给治疗造成困扰。

2. 作息规律。

3. 运动有度。当疾病控制良好的时候,可以进行适度的运动。实施前最好先咨询医生意见,以免身体难以承受。

最高效看病流程

聪明就医篇

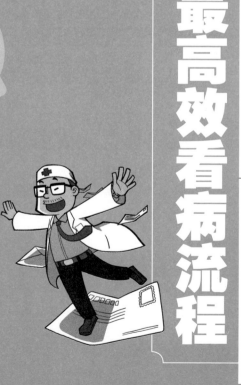

PART 1 ▶
如何就诊更高效

就医之前
要准备的资料

病情回顾

甲状腺患者就诊前,应先做一些功课:仔细回顾从发病开始到就诊时的症状变化过程,如时间比较长,可简单记录。首先,患者要简单说清楚是哪里不舒服导致来看病的,之前是否曾发生过这样的情况,当时做了什么检查,医生的诊断是什么,用了什么药,效果如何,等等。患者在候诊时,最好先厘清自己的思路,就诊时才能有条理地向医生表述自己的病情。

讲述的时候不能有任何的隐瞒也不要夸大,以便医生更好地制订治疗方案。

过往病历

就诊时应该携带自己在外院做的相关检查资料或以前在本院就诊的资料，给医生提供参考。有些检查资料如果能带来，时效性强的话，可以省去一些重复检查和等待检查结果的时间。有些资料则可以让医生对检查结果进行前后的对比，判断疾病的变化。这样医生就能在短时间内了解到最重要的信息。

病历能够提供完整的疾病信息，帮助医生在最短时间内掌握既往诊疗信息，包括曾患过什么疾病，做过什么检查，用过什么药，这些药物的疗效和有无毒副作用等。

这些信息光凭记忆提供给医生很可能会说漏，导致不可避免地做一些重复的检查，浪费了时间和金钱，同时增加重复检查所造成的痛苦。

另外，临床上使用的药品种类不断增多，由药物引起的不良反应也越来越多。通过病历对药物不良反应的记载，医生可以不开不良反应多的药物，更好地保证用药安全。

比如，青光眼患者使用阿托品可引起眼压升高甚至失明，糖尿病患者尽量用葡萄糖注射液等。而这些都要靠病历的记载提醒医生。

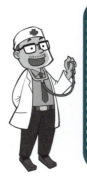

建议患者看病时，可以先按照时间的先后，将治疗的经过、出院小结、验单梳理得清清楚楚，让医生一目了然。同时，整理这些表格，也是为自己建立自我监测档案。即使几年后有什么问题，医生也能看到最早期的数据。

做检查前，要注意什么

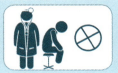
1. 保持情绪平和稳定，不要太过激动，不要有心理压力，保持好的心情，信任医生。

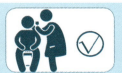
2. 最好穿宽松的衣服，领子不要过紧、过高，不应化妆，以方便医生检查。

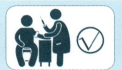
3. 如果要抽血，建议早上空腹就诊，以免影响检查结果。

4. 检查前一两天不要抽烟喝酒，饮食要清淡，晚上8点之后不要吃东西。

就诊小技巧

先"普通",再"专家"

初诊不一定非要找专家。对于还没正式做检查的初诊患者,建议先挂一个专科号,把该做的检查都做完,因为很多检查并不能当天做,即使做了也不能马上出结果。之后,带上所有的检查结果看专家门诊。这样不仅省钱,还可以少折腾,效率更高。

表达简洁,条理清晰

在门诊,通常每个患者分得的时间不到10分

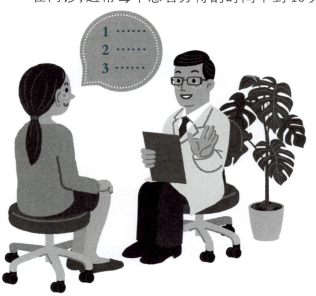

钟，要尽量争取在最短时间内简单清晰地将情况向医生陈述清楚，以帮助医生判断病情。因此，在就诊前可以列下一张主诉清单。

◆发病的情况：什么时候开始发病？发现什么样的不适？具体的感受，以及持续的时间。

◆发病时以及发病后是否接受过治疗？什么治疗？治疗效果如何？

◆是否还有其他疾病？为了这些疾病，是否服药？什么药？（如难以记录，可以带上瓶子或说明书，或者事先记录好服药情况。）

◆既往是否做过检查？检查报告是否还在？（收集好，并按时间顺序排好装订，不要随意折叠，以免在诊室中翻找。）

◆自己迫切想问的问题，可以先用笔记下，以免临时遗忘。

提醒： 回答医生问题时，时间、部位、感受、所服药物等信息要准确，而不能笼统地说"很长时间""全身不舒服""不记得吃什么药"等。如果难以记忆，可以用笔或者手机记录下来。

另外，患者和家属最好先上网或通过其他途径，了解有关该疾病的一些诊治信息，以便在与专家交谈的有限时间内，能提出更有意义的问题。这样可以避免脑子里一片疑问，在医生面前却一片空白，走出诊室，才发现自己很多重要的问题都没有问到。

提醒： 医生都喜欢理性又对自己的病情有所了解的患者，你大可以向医生提出你的疑惑，但是请不要随意拿网上自行搜索的知识或者所谓的养生理论来与医生论辩，这无疑会让医生困惑。

常有患者抱怨医生态度不佳，而每日医生需诊治的患者都很多，因此患者和家属也要体谅、尊重和信任医生，就诊时也不要有不良的情绪从而影响医生情绪。

固定医院，同一个医生

有些患者看病喜欢"打游击"，就诊时东看看西看看，认为这样是集"百家之言",比较保险。实际上,如果治疗过程中没有出现误诊,并且病情得到稳定的控制,最好还是固定在一家医院,找同一个医生,这样既可以保证治疗、服药的连贯性,又能省下大量重复诊疗的费用。

外地就医,最好先预约

若病情复杂,需要到外地实力比较雄厚的医院看病,可以询问主诊医生,是否有推荐专家。动身之前最好先在网络上或电话咨询清楚所要看的专家的出诊时间和出诊地点。如今,大医院的专家大都需要提前预约。预约成功再出发,可以避免到了陌生的地方手足无措。

需要考虑转诊的情况

如果你一直在基层医院就诊,出现这样的情况,请考虑至上级医院就诊:

1. 甲状腺疾病疗效不理想,或遵照医嘱仍然复发。
2. 药物出现明显副作用。
3. 出现其他并发症。
4. 出现其他令你不信任的情况。

反之,如果你一直在大医院就诊,病情稳定,同时觉得大医院就诊太费时间精力,那么你可以考虑在基层医院进行常规复查随诊及开药。

提高门诊就医效率的 5 个技巧

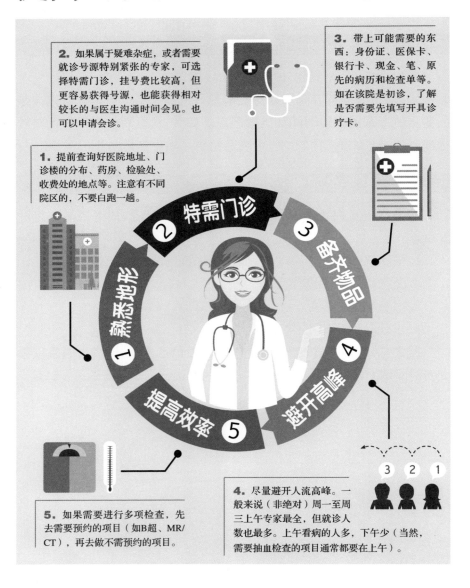

1. 提前查询好医院地址、门诊楼的分布、药房、检验处、收费处的地点等。注意有不同院区的，不要白跑一趟。

2. 如果属于疑难杂症，或者需要就诊号源特别紧张的专家，可选择特需门诊，挂号费比较高，但更容易获得号源，也能获得相对较长的与医生沟通时间见。也可以申请会诊。

3. 带上可能需要的东西：身份证、医保卡、银行卡、现金、笔、原先的病历和检查单等。如在该院是初诊，了解是否需要先填写开具诊疗卡。

4. 尽量避开人流高峰。一般来说（非绝对）周一至周三上午专家最全，但就诊人数也最多。上午看病的人多，下午少（当然，需要抽血检查的项目通常都要在上午）。

5. 如果需要进行多项检查，先去需要预约的项目（如B超、MR/CT），再去做不需预约的项目。

挂号方式多样选

预约方式多

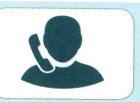

电话预约：可拨打医院的预约电话。

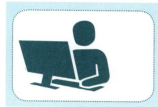

网络预约：通过医院的官方网站或统一的挂号平台。

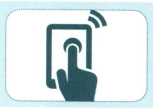

手机预约：添加医院服务号，用开通了微信或支付宝的智能手机挂号，或下载 APP 挂号。

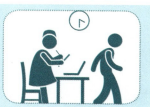

诊间预约：适合已就诊、需复诊的患者，由主诊医生为患者预约。

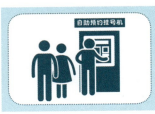

自助预约： 使用医院内摆放的自助预约挂号机进行预约。

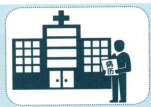

现场预约： 患者在门诊挂号处挂号，这种方法比较费时。

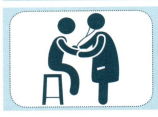

社区转诊： 适合所在地区有社区医院转诊机制者。

挂号万能卡

　　随着预约挂号的推广，越来越便捷的就医方式已经成为趋势，一些便民卡片也就随之诞生了。

银医卡： 可挂号的银行卡。这是由医院与银行合作推出的，具有消费结账、自助预约挂号功能的卡片。储蓄充值后便可以凭卡在该行自助终端机上进行预约，合作医院门诊也都有相应的终端机可供查询、预约、结账。

　　可以在医院合作银行实名办理该卡，在部分医院的自助终端机上，也可以凭身份证或者医保卡、相应银行储蓄卡进行直接验证并充值，成为一张银医卡。

居民健康卡： 万能卡。居民健康卡是卫生部制定、各省级卫生部门发放给本省民众的,基于区域卫生信息平台、居民电子健康档案和医疗机构电子病历,可用于居民身份识别、个人基本健康信息存储、实现跨区域跨机构就医数据交换和费用结算等。

简单来说,拥有这张卡,可以在省内不同医院自助预约挂号就医,并储存本人医疗健康信息、农合报销、妇幼保健及社区保健凭证和记录,同时也具有身份识别以及金融、消费等功能。

预约应遵守

首先,先了解自己应该看什么科,如果自己难以确定,可以通过医院热线或网站在线咨询。在不同医院,网络放号时间不同,刚放号时预约最容易成功,因此最好先了解清楚,以便掌握时间。预约成功后,请在预约时间前15分钟到达诊室候诊。不同挂号途径都会安排一定数量的号,可以尝试不同的远程挂号方式。若不成功,可以尝试在医生出诊的当天,早一些前往挂号窗口排队挂号。

其次,如果因故不能在预约的时间看病,应提前取消,否则会视为爽约,影响下次预约。若爽约多次发生,可能被列入"黑名单",影响今后就诊。

再次,普通专家号挂号费相对较便宜,非常抢手。经济条件较好的患者可以尝试预约特诊专家号。虽然价格较贵,但成功率相对要高,而且诊疗时间也可能较长。还可以留意专家的出诊地点,有时专家在外院出诊时,预约要比在本院出诊容易。

要注意的是,有些医院只对副高以上专家实行预约,如果要找普通医生看病,可能需要到门诊现场挂号。

随诊可选**社区医院**

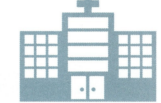

利弊 \ 医院	大医院	社区医院
利端	医疗设施好,药物齐全。 医生医术相比社区要高。	离家近,方便腿脚不好的老人。 人少,不用等很久。 部分社区可以提供上门服务。 整体比大医院便宜。
弊端	三甲医院诊疗费用相对昂贵。 患者很多,虽然预约挂号方便但是有时需要等很久。 看专家号时,常给自己看病的医生并不是每天都出诊。	社区医院设备条件相对大医院较差,药物种类较少。 优质的医生比大医院少。 管理可能没那么规范严格。

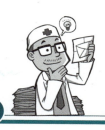

小 结

1. 对于病情稳定者,可以在社区医院进行复查随诊,对于常用药,一般社区医院也能满足。

2. 社区医院价格实惠,可以减轻患者的经济负担。

3. 部分社区医院离家近,有的可以上门服务,免去老人的奔波之苦。

看病省省钱

有针对性地说病情，检查可以少做

看病贵的其中一个原因是检查费贵。

临床上，虽然很多医生可以凭借详细的问诊、体检，结合自己的经验对一些常见病做出诊断，但为了自我保护，避免医患纠纷，他们选择了明哲保身，有时会开一些非必要的检查。比如一个发热患者，医生凭自己的经验判断他只是咽喉炎，给他用药治疗。而患者恰巧因为某些原因，随后发生了肺炎，于是患者怀疑医生误诊，要告医生，医生却由于之前没有给患者拍胸片，无法证明患者当时确实没有肺炎。

一个普通患者自然无法判断哪些检查是必须做的，哪些是可做可不做的，这就需要患者和医生进行良好的沟通。

当医生在开检查申请单时，患者不妨问问医生，考虑自己是啥病，那些检查具体是查什么脏器的，这个脏器的情况和自己的不舒服是否关系紧密，如果查证不了，还应往哪个病上怀疑，再做哪个检查。

有的时候，医生开很多检查给患者做，和患者没有交代清楚自己的情况有关。门(急)诊中常能碰到这样的患者：看病的时候，先和医生说头痛，然后又说小便也不好，一会儿又絮叨说心慌、心烦……没有组织好的一番话，常常凸显患者一些无关紧要的症状，掩盖了患者主要的不适，进而干扰了医生对患者情况的判断。这种情况下，医生也没有办法，只能让患者做一项又一项的检查。

医生听得分明，对患者的情况了然于心时，自然就不会开多余的检查了。

大病大院治,小病小院治

目前,门诊医保报销一个月的额度为三四百块,住院治疗医保报销就不会像门诊那样,受几百元的限制。

医保患者住院,最终结账时自己承担的费用大致可以分为三部分:一是起付线以下的费用,二是医保和患者共同分担费用的自付部分,三是完全自费的费用(一般是在患者同意的情况下发生的)。

起付线就是患者从入院开始,必须先自己支付一定金额的医疗费用后,医保才开始和患者共同分担医疗费用。

不同级别的医院,其住院治疗的起付线是不同的。一般来说,医院等级越高,起付线也越高,超过起付线的部分,医保才会根据所住医院等级的不同开始报销。有数据显示,在三级医院住院治疗,患者最终要承担的费用是住院总费用的60%~70%;而在二级、一级医疗机构住院治疗,其自行承担的费用则分别占总费用的40%~60%和20%~30%。

由此可见,如果选择一级或二级医院住院,由于其起付线较低,患者因住院而造成的经济压力会小很多。

这就是"大病大医院治,小病小医院养"的原则。这个原则尤其适合那些患有多种慢性疾病,如高血压、冠心病、糖尿病、慢性支气管炎、慢性阻塞性肺气肿等,诊断已经明确,但病情时有反复的患者。

"大胆"提要求,尽量降药费

如果经济情况一般,你可以大胆询问医生有没有更便宜的药。

治疗甲状腺的药物,不同种类价格有所不同,即使是同一种药物,不同品牌也可能有所差别,医生不会因为这个问题对你另眼相看,而是会尽量根据你的经济情况,选择合适的药物。

取药以后要注意将所领到的药品和处方一一核对,核对药名、剂量、用法和有效期,如有不同或过期,及时更换。

病急不要乱投医

患上甲状腺疾病，有些患者需要长期服药，很多患者难以坚持，或者因为不规范治疗，导致甲状腺疾病反复发作，这时如果有人介绍一种"简单易行又有效"的疗法，立刻就会心生向往。

可惜的是，世上神药太少，骗局却防不胜防。

网络购药假劣最多

1. 网站冠以"国际""国家"或"××大学附属"的"权威"甲状腺治疗机构。事实上并不存在这样的机构或与真正的权威机构没有关系。

2. 违法广告销售假劣产品多以中成药为名。

3. 针对患者长期吃药治疗产生的抗拒心理，一些治疗仪器称"不用吃药""在家治疗"，一些称"天然食品"。

4. 假冒国外或港澳地区药品。

5. 声称可"治愈"，常用"百分百有效""药到病除，无效退货"等绝对化承诺疗效语言。

其他常见治疗骗局：

1. 利用讲座、现场免费理疗等售卖违法假劣甲状腺治疗药物、治疗仪器。

2. 以免费赠送治疗仪器，后续欺骗患者购买药品。

3. 通过医托，诱骗患者到没有资质的所谓"甲状腺专科医院""甲状腺中医诊所"就诊。

4. 宣传售卖"纯天然""绿色"药品保健品,实质上却是添加大剂量复杂成分的西药,以骗取患者信任疗效。

防骗技巧

防骗最重要的一点是对疾病有理性的认识,甲状腺疾病虽然治疗时间长,但如果能接受规范的治疗,正常的工作和生活不会受到太大影响。

规范的治疗方法就是听从医生嘱咐,需要长期规范用药的,一定不能寄希望于短期快速治愈的药物或仪器。

面对骗局,我们也应该有一些预防小技巧:

1. 如果在网络或者在社交软件上,获得宣称"快速根治"的药品或者保健品,对其合法性有怀疑时,请记下其药品或保健品的批准文号,登录国家食品药品监督管理总局的官网,在"数据查询"栏目进行查询核实。

2. 不要随意购买甲状腺疾病处方药。药物使用讲究用法和剂量,一旦使用不当,不仅效果不佳,还可能诱发严重不良反应。

3. 不推荐在网络上代购国外新药。

由于药品审批制度的差异,通常一些新药已经在欧美国家进入市场,而国内则还要很长一段时间才能通过合法途径买到。国内患者因此常通过种种"代购"途径自行买药。虽然新药本身的有效性和安全性得到欧美临床验证,但是处方药本身在各个国家都有严格限制,因此正规合法药店并不会提供这种服务,代购者的采购渠道值得怀疑。如果买到假药劣药,轻则没有疗效,重则可能带来更大的伤害。

提醒:如果你发现在网络上买到假冒伪劣的药品,或者非法售药网站,可以向当地食品药品监管部门投诉举报中心 12331 举报,也可以拨打互联网违法和不良信息举报中心的举报电话 12377 举报。

谨防医托

报刊网站经常有医托骗人钱财的新闻。当前，治"托"可以说无法可依，再加上暴利的诱惑，各大医院门口、候诊室，甚至火车站都是"托"满为患。医托的目标一般是外地的患者，一是他们人生地不熟，二是人有病时看到"热心人"都觉得是好心人。可天上哪会突然掉下个老乡亲戚来？被医托成功搭上，患者往往会被带到一些无资格、不合法的小诊所和小医院，对患者进行恐吓、敲诈，甚至抢夺财物。

一般来说，医托都有固定行骗模式：首先是上前搭讪套话，然后"热心"地说自己也有亲戚或朋友患了类似的疾病，听别人介绍在别的地方很快就治好了，再诱骗患者上当；或者是告诉患者他要挂号的专家今天不出诊，再介绍一个"医术高明、收费又低"的专家；还可能演"双簧"，几个医托在患者面前一唱一和，引诱患者上钩。当你在门诊茫然间，正是医托关心时。当有陌生人假称老乡，声称专家在别处坐诊，或有其他更好的专家介绍，可以带你前往时，你就要警惕了。

除此之外，现在的医托还利用互联网和社交工具（如微信）"拉生意"。有些年轻患者，身体不适喜欢在网上搜索自行诊断。输入症状,搜索页面前几条信息最被人关注,有组织的医托就利用搜索引擎的显示顺序获得点击量。这种网站一般有所谓的"专家咨询"小窗口弹出,与之交谈,很可能就被一步步引入骗子设好的陷阱中。微信也是医托活动的重要区域,患者用关键词

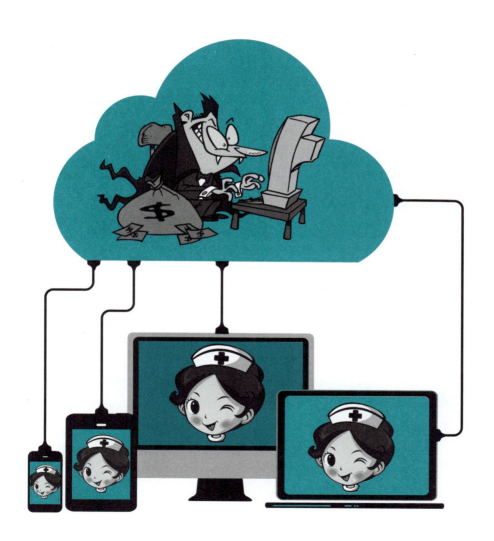

搜索公众号并关注,说不定就被医托盯上了。特别是慢性病患者,不太愿意长期吃药,往往会求助万能的"网络"。这种"主动"找医托的行为更是危险。

总之一句话,只要是号称"包治好、不复发"的"名医",不用当面诊断就能开药的"专家",拥有家传秘方三帖药见效的民间"神医"等,不用说,都是骗人的。

认准正规医院,靠谱!

小结

"大病上大医院,小病上小医院"的就诊思路,在宏观上能缓解"看病难、看病贵",对于个人来说,也可以节省精力和时间。建议患者初诊可选择在小医院进行必要的检查和化验;若情况复杂,再到大医院找专家。目前,每个地区都有大型的综合性医院,可以在当地解决的问题,没必要强求到省级大医院。一方面,人生地不熟,徒增心理压力,还要承担更大的经济开支;另一方面,长途来回奔波,对于患者及其家属体力也是一大考验。

最后提醒大家,看病一定要选择正规的医院,避免病急乱求医,被无良医托和不法医疗机构利用,否则不仅损失钱财,还耽误病情。

PART 2
广东省甲状腺疾病治疗名院名医推介(部分)

(排名不分先后)

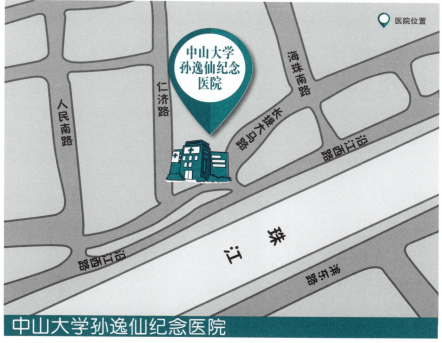

中山大学孙逸仙纪念医院

地址: 广东省广州市沿江西路107号

推荐专家: 蒋宁一,核医学科主任医师。擅长甲状腺疾病的诊断与治疗,特别是碘–131治疗甲亢和分化型甲癌

出诊时间: 周一、周五全天,周四下午(本院)

核医学科简介 ▶

中山大学孙逸仙纪念医院核医学科为广东省临床重点专科，中山大学影像医学与核医学硕士、博士学位授予点，卫生部医学影像住院医师和专科医师培训基地。现有员工15人，其中正高级职称2人，副高级职称3人，中级职称4人，有硕士、博士学位者共6人。本科设核医学专家门诊，是国内最早开展放射性核素治疗的科室之一，碘-131治疗甲状腺疾病（甲状腺功能亢进症、甲状腺癌）、皮肤血管瘤、瘢痕和恶性肿瘤的核素治疗是本科的特色治疗项目。核素年平均治疗量超过12000人次。核素治疗病房在建设中，即将投入使用并在开展规范化核素治疗中发挥重要的作用。此外拥有高档次SPECT／CT（GE D670）、DEXA骨密度仪（GE Lunnar）、西门子PET/CT（Biograph mCT-S），开展常规SPECT、PET/CT显像诊断和骨密度测定，综合水平居国内先进行列。

▶ 预约挂号方式

1. 网站预约：医护网；1m1m健康网；广州市统一预约挂号系统等
2. 电话预约：020-34255880（09:30-15:30）;020-66617606;400-6677-400（08:00-22:00）
3. 微信预约："中山大学孙逸仙纪念医院"公众号
4. 现场预约：终端机自助预约；人工窗口预约等

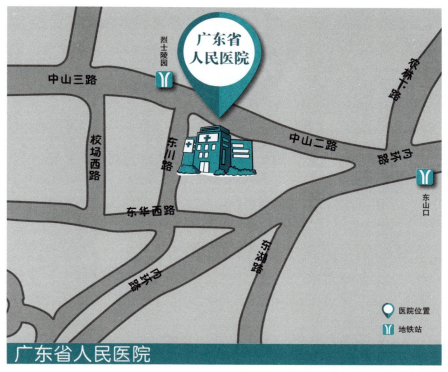

广东省人民医院

地址： 广东省广州市中山二路 106 号

推荐专家： 彭林，外科血管甲状腺腹壁疝组主任医师。擅长甲状腺微创外科，如微创技术下的甲状腺手术、腹腔镜下甲状腺手术，及各种甲状腺癌综合治疗等

出诊时间： 周三上午

▶ **预约挂号方式**

1. 网站预约：广东省人民医院网站；医护网；就医160挂号网；广州市统一预约挂号系统等
2. 电话预约：020-83882222；114；400-6677-400 等
3. 微信预约："城市服务预约挂号平台""广东省人民医院"公众号等
4. 现场预约：门诊预约服务台；自助机预约等

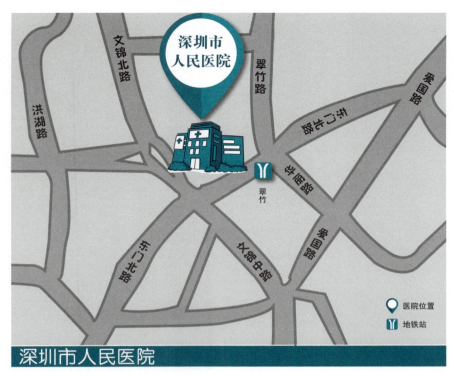

深圳市人民医院

地址： 广东省深圳市东门北路 1017 号

咨询热线： 0755-22948220

推荐专家： 刘新杰，乳腺甲状腺外科主任医师。在甲状腺癌和乳腺癌的手术治疗方面有丰富的临床经验，对甲状腺及乳腺疾病的微创诊断及治疗有较深的认识

出诊时间： 周一至周五

▶ **预约挂号方式**

1. 网站预约：深圳市人民医院网站；就医160挂号网等
2. 电话预约：1258006
3. 现场预约：门诊一楼服务台现场预约、大厅自助预约终端机预约等

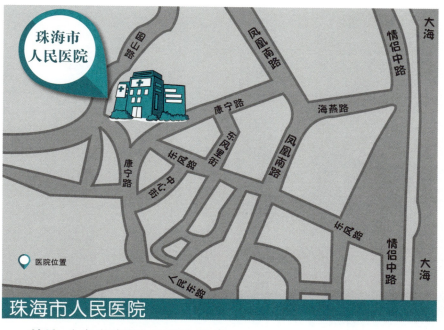

珠海市人民医院

地址：广东省珠海市康宁路 79 号

咨询电话：0756-2157788

推荐专家：袁琳，内分泌代谢科主任医师。擅长诊治糖尿病及相关并发症、痛风、骨质疏松、肥胖、高脂血症等代谢性疾病，以及各类甲状腺疾病（甲亢、甲低、甲状腺炎、甲状腺结节等）、肾上腺疾病（醛固酮增多症、库欣综合征、嗜铬细胞瘤等肾上腺疾病）、垂体疾病（垂体微腺瘤、高泌乳素血症等）、性腺疾病等内分泌疾病

出诊时间：周一上午、周三全天、周六上午

▶ **预约挂号方式**

1. 网站预约：珠海市人民医院网站
2. 电话预约：12580；0756-2157788 等
3. 现场预约：门诊现场预约；诊间预约等

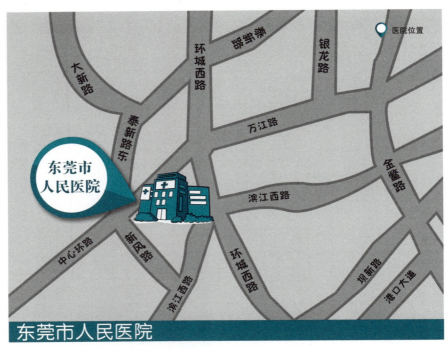

东莞市人民医院

地址：广东省东莞市万江区新谷涌万道路南3号

咨询电话：0769-28637333

推荐专家：张秀薇，内分泌科主任医师。擅长糖尿病及急慢性并发症、甲状腺疾病、垂体疾病、肾上腺疾病、骨质疏松症、高脂血症、痛风和高尿酸血症等内分泌、代谢性疾病的诊断和治疗

出诊时间：周二上午

▶ **预约挂号方式**

1. 网站预约：东莞市人民医院网站；挂号网等
2. 电话预约：28636300；12580；114等
3. 移动端预约：就医160手机客户端；就医160微信公众号"A91160"等
4. 现场预约：人工服务；自助终端机；诊间预约等

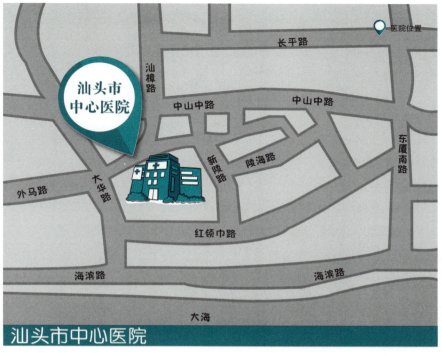

汕头市中心医院

地址： 广东省汕头市金平区外马路 114 号

咨询电话： 0754-88908890

推荐专家： 郭少明，内分泌科主任医师。擅长甲状腺功能亢进症、糖尿病、亚急性甲状腺炎、慢性淋巴性甲状腺炎、甲状腺功能减退症、嗜铬细胞瘤等内分泌疾病的诊治

出诊时间： 周一下午、周四下午

▶ 预约挂号方式

1. 网站预约：汕头市中心医院网站
2. 电话预约：0754-88908890；12580
3. 现场预约：门诊现场预约服务台等
4. 其他：下载"汕头市统一挂号预约"客服端预约

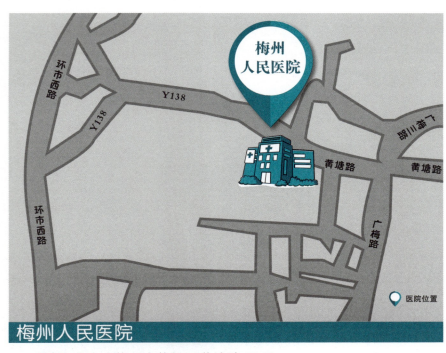

梅州人民医院

地址： 广东省梅州市梅江区黄塘路63号

咨询电话： 0753-2202723

推荐专家： 吴永新，内分泌内科主任医师。擅长甲状腺肿、甲状腺功能亢进症、甲状腺功能减退症、甲状腺炎、原发性醛固酮增多症、原发性慢性肾上腺皮质功能减退症、糖尿病、骨质疏松症等

出诊时间： 周二、周四

▶ 预约挂号方式

1. 网站预约：梅州市人民医院网站等
2. 电话预约：0753-2131026 等
3. 微信预约："梅州市人民医院"公众号等
4. 现场预约：门诊现场预约服务台等

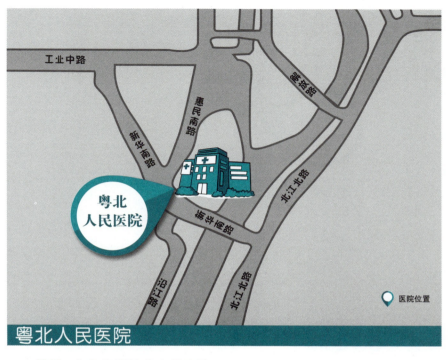

粤北人民医院

地址： 广东省韶关市惠民南路

咨询电话： 0751-8101207

推荐专家： 吴建能，内分泌代谢科主任医师擅长糖尿病及各种并发症、甲亢及并发症的诊治，熟练抢救糖尿病、甲亢等危重患者

出诊时间： 周一上午、周三全天

▶ **预约挂号方式**
1. 网站预约：粤北人民医院网站；医护网等
2. 电话预约：0751-8101346；0751-691335；12580；114等
3. 微信预约："粤北人民医院"公众号等
4. 现场预约：现场预约服务台；自助服务机等

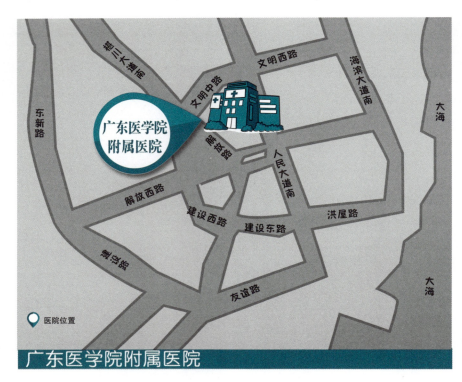

广东医学院附属医院

地址：广东省湛江市霞山区人民大道南 57 号

咨询电话：0759-2387612

推荐专家：李建文，内分泌代谢科主任医师。血管甲状腺乳腺外科组建者，擅长甲状腺疾病，如甲亢、甲状腺癌、甲状腺肿、甲状旁腺疾病等的诊治

出诊时间：周三、周五全天

▶ **预约挂号方式**
1. 网站预约：广东医学院附属医院网站；就医160网站；医护网等
2. 电话预约：0759-2369336；0759-2369099
3. 现场预约：门诊现场预约服务台等

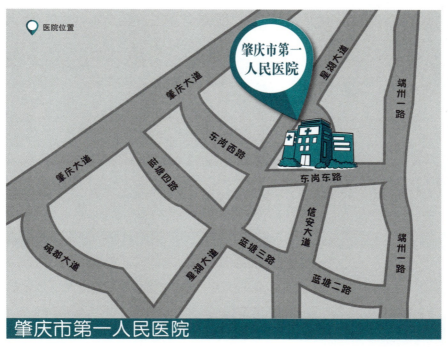

肇庆市第一人民医院

地址： 广东省肇庆市端州区东岗东路9号

咨询电话： 0758-2102818

推荐专家： 谢乃强，内分泌代谢科主任医师。擅长诊治内分泌代谢系统疾病，如垂体疾病、甲状腺功能亢进、甲状腺功能减退、甲状腺炎、甲状旁腺疾病、肾上腺疾病、性腺疾病、糖尿病、低血糖症、肥胖症、高脂血症、痛风、骨质疏松症等疾病

出诊时间： 周一、周三上午

▶ **预约挂号方式：**
1. 网站预约：肇庆市第一人民医院网站等
2. 电话预约：0758-2102100；0758-2102101
3. 现场预约：门诊现场预约服务台；诊间预约等
4. 其他：社区转诊预约等

中国家庭医生 医学科普丛书

权威：主编均为国内权威三甲医院教授、主任医师、博士生导师。他们中，有中华（广东）医学会专业分会主任委员，有国家重点学科学术带头人，有中央保健专家……从业均超过25年，在各自领域上专研深耕，经验丰富，是临床一线的知名教授。

通俗：文章除追求科学性、专业性外，还配以大量简洁的插图，通过深入浅出和生动有趣的语言，解读深奥的医学知识和正确的健康理念，让读者看得明明白白。

实用：一病一册，内容涵盖人们普遍关注的诸多慢性病病种。内容有的放矢，除介绍疾病的成因、常用的检查手段之外，还详细地告诉患者（家属）相关治疗和高效就医途径，以及日常生活中的各种注意事项等。

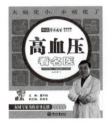

《高血压看名医》

主编简介：
董吁钢，中山大学附属第一医院心血管医学部主任、教授、博士研究生导师，广东省医学会心血管病分会高血压学组组长。

内容简介：
我国的血压控制率只有6.1%，高血压病人中约75%的人吃了降压药，血压还是没有达标。吃药为啥不管用？血压高点有啥可怕？为何要严格控制血压？顽固的高血压如何轻松降下来？防治高血压的并发症有何妙招？……以上种种疑问，在这本书里，都能找到你看得懂的答案。

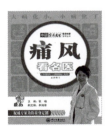

《痛风看名医》

主编简介：
张晓，广东省人民医院风湿科行政主任，中国医师协会风湿免疫科医师分会副会长，广东省医师协会风湿免疫分会主任委员，广东省医学会风湿免疫分会副主任委员。

内容简介：
得了痛风，便再也摆脱不了随时发作的剧痛？再也离不开药罐子的生活？再也无缘天下美味，只能索然无味地过日子？……专家将带给你关于痛风这个古老疾病的全新认识：尿酸是可以降的，痛是不需要忍的，而美食同样是不可辜负的。本书以图文并茂的方式，给痛风及高尿酸血症患者一份医疗、饮食、运动、行为的全方位生活管理指导。

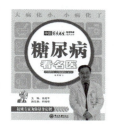

《糖尿病看名医》

主编简介：

翁建平，中山大学附属第三医院教授，博士研究生导师，内分泌科首席专家，现任中华医学会糖尿病学分会主任委员。

内容简介：

怎样知道自己是否是糖尿病危险人物？患了糖尿病如何通过饮食方式的调整、行为方式的改变以及药物治疗来稳定血糖？如何有效地与医生沟通……本书以通俗易懂的语言、图文并茂的方式，全面介绍糖尿病的病因、相关检查、治疗手段及高效就医途径，给糖尿病患者一份医疗、饮食、运动、行为的全方位生活管理指导。

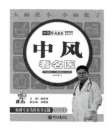

《中风看名医》

主编简介：

胡学强，中山大学附属第三医院神经病学科前主任，教授，博士生导师，广东省中西医结合学会脑心同治专业委员会主任委员。

内容简介：

中风又称脑卒中。中风先兆如何识别？中风或疑似中风，要做哪些相关检查和治疗？中风救治一刻千金，其诊治的标准流程是怎样的？如何调整生活方式，防患于未然？……本书以通俗易懂的语言，全面介绍了中风的病因、相关检查、治疗手段及高效就医途径，不失为读者的一份权威指南。

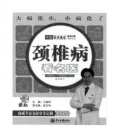

《颈椎病看名医》

主编简介：

王楚怀，中山大学附属第一医院康复科教授，博士生导师，中国康复医学会颈椎病专业委员会副主任委员。

内容简介：

颈椎病是日常生活中的常见病、多发病。其类型多样，表现百变。颈椎长骨刺＝颈椎病？得了颈椎病，最终都会瘫？反复落枕是何因？颈椎病为何易复发？颈椎病，如何选枕头？"米"字操，真的有用吗？……本书以通俗易懂的语言、图文并茂的形式，深入浅出地介绍了颈椎病的来龙去脉，让读者在轻松阅读之余，学会颈椎病的防治之法。

中国家庭医生 医学科普丛书

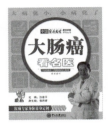

《大肠肿瘤看名医》

主编简介：

汪建平，中山大学附属第六医院结直肠外科主任，中华医学会理事，广东省医学会副会长，广东省医师协会副会长。

内容简介：

大肠是健康的"晴雨表"，大肠很容易随身体状况的变化而发生问题，而人们最易忽视细微的身体变化，如最常见的便秘和腹泻。这其中可能隐藏着重大疾病，比如逐年高发的大肠癌。本书最重要的目的，是要带给读者一个忠告：是时候关心一下你的肠道了。关注自己的肠道，会带来无比珍贵的健康。

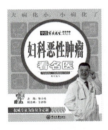

《妇科恶性肿瘤看名医》

主编简介：

李小毛，中山大学附属第三医院妇产科主任兼妇科主任，教授，博士生导师，妇产科学术带头人。

内容简介：

为什么会患上妇科恶性肿瘤？早期如何发现？做哪些检查能尽快、准确知晓病情？选哪种治疗方案？出院后，身体的不适如何改善？……本书以通俗的语言、图文结合的方式，介绍宫颈癌、子宫内膜癌、卵巢癌的病因、相关检查、治疗、高效就医途径等，是患者(家属)贴心、权威的诊疗指南。

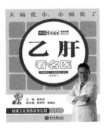

《乙肝看名医》

主编简介：

高志良，中山大学附属第三医院肝病医院副院长，感染性疾病科主任，教授，博士生导师，广东省医学会感染病学分会主任委员。

内容简介：

本书由著名肝病专家高志良教授主编，聚焦乙肝话题，进行深度剖析：和乙肝病毒感染者进餐会传染乙肝吗？肝功能正常需不需要治疗？乙肝患者终生不能停药吗？乙肝妈妈如何生下健康宝宝？患者与医生之间如何高效沟通？……想知道答案吗？请看本书！

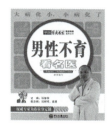

主编简介：

邓春华，中山大学附属第一医院泌尿外科教授，博士生导师，中华医学会男科学分会候任主任委员。

内容简介：

二胎政策全面放开，孕育话题再次被引爆。然而，大量不育男性却深陷痛苦之中。不育男性如何通过生活方式的调整走出困境？医生如何借助药丸子、捉精子、动刀子等手段，让患者绝处逢生？患者与男科医生之间如何高效沟通？……本书语言通俗易懂，不失为男性不育患者走出困境的一份权威指南。

《男性不育看名医》

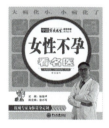

主编简介：

张建平，中山大学孙逸仙纪念医院妇产科教授，博士生导师，学术带头人，中华妇产科学会妊娠期高血压疾病学组副组长。

内容简介：

不孕不育，一种特殊的健康缺陷。不孕女性需要做哪些相关检查和治疗？如何通过生活方式的调整走出困境？不孕女患者的诊治有怎样的流程？试管婴儿能解决所有的问题吗？……本书以通俗易懂的语言，全面介绍了女性不孕的病因、相关检查、治疗手段及高效就医途径，不失为女性不孕患者走出困境的一份权威指南。

《女性不孕看名医》

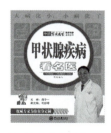

主编简介：

蒋宁一，中山大学孙逸仙纪念医院核医学科主任医师，教授，博士生导师，中华医学会核医学分会治疗学组组长。

内容简介：

当今生活压力大，节奏紧张，甲状腺疾病的发病率有上升趋势。甲状腺最常生哪些病？生病的甲状腺该如何治？……本书以通俗易懂的语言、生动活泼的图片聚焦甲状腺疾病，向广大读者介绍甲状腺的生理功能及其常见病的防治知识。患者最关心、最常见、最具代表性的疑问都能从本书得到解答。

《甲状腺疾病看名医》

终于等到你,
小编已恭候多时!

扫二维码

书里装不下的话题,
我们在这里告诉你。